L'Artériosclérose

et son Traitement

LES ACTUALITÉS MÉDICALES

Collection de volumes in-16, de 96 pages, cartonnés. Chaque volume : 1 fr. 50

APERT. *Les enfants retardataires.*
— *La Goutte et son traitement.*
AUVRAY. *Diagnostic de l'appendicite.*
BARBIER et ULMANN. *La Diphtérie.*
BÉCLÈRE. *Les Rayons de Röntgen et le Diagnostic des Maladies.* 3 vol.
BORDIER. *Les Rayons N et les Rayons N_1.*
BOUFFE DE SAINT-BLAISE. *Les Auto-intoxications de la grossesse.*
BRAQUEHAYE. *La Gastrostomie.*
BROUARDEL. *Les Accidents du travail.* 2ᵉ éd.
CARNOT. *Les Régénérations d'organes.*
CATHELIN. *Le Cloisonnement vésical.*
CERNÉ et DELAFORGE. *La Radioscopie clinique de l'estomac.*
CHANTEMESSE et BOREL. *Mouches et Choléra.*
— *Moustiques et Fièvre jaune.*
CHAVANNE. *Le traitement de la Surdité.*
CHIPAULT. *Chirurgie nerveuse d'urgence.*
CLAUDE. *Cancer et Tuberculose.*
COLLET. *L'Odorat et ses Troubles.*
COURMONT et DOYON. *Le Tétanos.*
DELHERM et LAQUERRIÈRE. *L'Ionothérapie électrique.*
DENY et CAMUS. *Les Folies intermittentes.*
DENY et ROY. *La Démence précoce.*
DOR. *La Fatigue oculaire.*
EMERY. *Le Traitement de la syphilis.* 2ᵉ édit.
ENRIQUEZ et SICARD. *Les Oxydations de l'Organisme.*
FROUSSARD. *Le Traitement de la Constipation,* 2ᵉ édit.
GAREL. *Le Rhume des Foins.*
GASTOU. *L'Ultramicroscope.* 2ᵉ édit.
— *Les Maladies du Cuir chevelu.* 2ᵉ édit.
— *Hygiène du Visage.*
GASTOU et GIRAULD. *Diagnostic de la Syphilis.*
GAULTIER. *Technique de l'exploration du Tube digestif.*
— *Calculs biliaires et Pancréatites.*
— *Les Dilatations de l'Estomac.*
— *Les Opsonines.*
GILBERT et LION. *La Syphilis de la Moelle.*
GILLES DE LA TOURETTE. *Les Myélites syphilitiques*
— *Le Traitement de l'Épilepsie.*
GOUGET. *L'Artériosclérose et son traitement.* 2ᵉ édit.
GRASSET. *Diagnostic des Maladies de la Moelle.* 3ᵉ édit.
GRASSET. *Diagnostic des Maladies de l'Encéphale.* 2ᵉ édit.

GUISEZ. *Trachéobronchoscopie et Œsophagoscopie.*
HORAND. *Syphilis et Cancer.*
JOUAUST. *Les Traitements des Entérites.*
KEIM. *Les Médications nouvelles en obstétrique.*
LABBÉ (H.). *Les Médications reconstituantes.*
— *La Diathèse urique.*
LABBÉ (M.). *Le Cytodiagnostic.* 2ᵉ édit.
— *Le Sang.* 2ᵉ édit.
LANNOIS et POROT. *Les Thérapeutiques récentes dans les Maladies nerveuses.*
LEGUEU. *Le Rein mobile.*
LE NOIR. *L'Obésité et son traitement.*
LÉPINE. *Le Diabète.* 2 vol.
LÉVY et BAUDOIN. *Les Névralgies et leur traitement.*
LIPPMANN. *Le Pneumocoque.*
MARFAN. *Le Rachitisme.*
MAUBAN. *L'Arthritisme.*
MILIAN. *Traitement de la syphilis par le 606.*
MOSNY. *La Protection de la santé publique.*
MOUCHET. *Chirurgie intestinale d'urgence.*
NATTAN-LARRIER. *Les Médications préventives.*
NICOLAS et JAMBON. *Hygiène de la peau et du cuir chevelu.*
OPPENHEIM et LŒPER. *La Médication surrénale.*
PAUCHET. *Chirurgie des Voies biliaires.*
PÉHU. *L'Alimentation des enfants malades.*
POUSSON. *Traitement chirurgical des Néphrites médicales.*
RÉGNIER. *La Mécanothérapie.*
— *Radiothérapie et Photothérapie.*
RICHE. *Les États neurasthéniques.*
SACQUÉPÉE. *Les Empoisonnements alimentaires.*
SAINTON et DELHERM. *Les Traitements du Goitre exophtalmique.*
SEZARY. *Tuberculinothérapie et sérothérapie antituberculeuse.*
TEISSIER. *Les Albuminuries curables.*
TERRIEN. *Thérapeutique oculaire.*
TRIBOULET et COYON. *Le Rhumatisme articulaire aigu en bactériologie.*
VASCHIDE et PIÉRON. *Psychologie du Rêve.*
VILLEMIN. *Le Canal vagino-péritonéal.*
WIDAL et JAVAL. *La Cure de Déchloruration.* 2ᵉ édit.
ZIMMERN. *La Fulguration.*
ZIMMERN et TURCHINI. *Courants de haute fréquence et d'Arsonvalisation.*

L'Artériosclérose
et son Traitement

PAR

A. GOUGET

Professeur agrégé à la Faculté de médecine de Paris,
Médecin de l'hôpital Tenon.

DEUXIÈME ÉDITION ENTIÈREMENT REVISÉE

Avec 5 figures

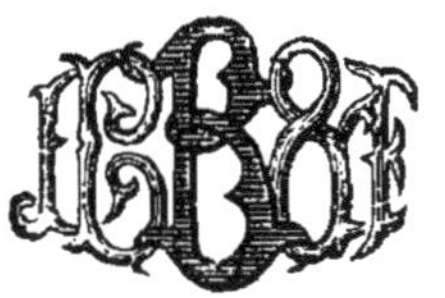

PARIS

LIBRAIRIE J.-B. BAILLIÈRE ET FILS
19, RUE HAUTEFEUILLE, 19

1912

L'ARTÉRIOSCLÉROSE

ET SON TRAITEMENT

INTRODUCTION

L'artériosclérose est à l'ordre du jour. Dans ces dernières années, l'expérimentation est parvenue à en reproduire les principales lésions, et, si elle n'a pas encore élucidé complètement le mécanisme de leur développement, elle a eu, du moins, le mérite de mettre hors de conteste l'action de certaines causes jusque-là discutées. Si nous ne savons pas encore très exactement comment se produit l'artériosclérose, nous savons beaucoup mieux pourquoi elle se produit et, par suite, dans quelle mesure et de quelle manière nous pouvons l'éviter, quoique cependant nous n'en prenions guère le chemin. Est-ce à dire que sa fréquence ait augmenté de nos jours « dans des proportions effrayantes », comme le veulent certains auteurs ? Il ne le semble pas à en juger par les recherches de Ruffer sur les momies égyptiennes, recherches qui nous montrent les lésions artérielles déjà très communes il y a trois mille ans. N'empêche qu'il ne se passe pas d'année où quelque congrès de médecine ne mette à son ordre du jour cette question de l'artériosclérose.

Mais ce n'est pas dans le monde médical seulement que cette question de l'artériosclérose éveille un vif intérêt ; c'est aussi le public qui s'en émeut, et qui s'en émeut vraiment outre mesure. Très curieux des choses de la médecine, il a appris, dans les articles médicaux de la grande presse, que l'artériosclérose est une affection très fréquente, inévitable ou à peu près à partir d'un certain âge, et que les accidents les plus graves : apoplexie, angine de poitrine, etc., en sont la conséquence. Cette révélation a eu pour effet d'inspirer à certaines personnes une véritable terreur de l'artériosclérose, terreur qu'exagèrent encore, pour l'exploiter à leur profit, certaines réclames tapageuses. L'artériosclérose est peut-être aujourd'hui l'affection la plus redoutée du public, après l'appendicite. Journellement nous entendons la phrase suivante : « Docteur, je dois avoir de l'artériosclérose ». C'est, par exemple, une femme approchant de la ménopause, qui éprouve des palpitations, des céphalées, quelques vertiges, et se croit sur la pente qui mène à l'hémorragie cérébrale. Chez d'autres sujets, des nerveux, devant qui le médecin a eu l'imprudence de prononcer le mot d'artériosclérose, c'est bien pis encore. J'ai vu un malade de ce genre, foncièrement arthritique et très nerveux, chez qui son médecin avait attribué à l'artériosclérose des palpitations d'origine dyspeptique. Comme, dans l'esprit de cet homme, grand lecteur d'ouvrages de médecine, l'idée d'angine de poitrine était intimement liée à celle d'artériosclérose, il en vint, malgré tous mes efforts pour le rassurer, à faire des accès répétés de fausse angine, sous l'empire de l'appréhension qu'il avait de la vraie. Ces malades vont d'un médecin à l'autre, épuisant toutes les médications, et finissant souvent par se soigner eux-mêmes — quand ils n'ont pas commencé par là.

D'après certaines statistiques allemandes, l'artériosclérose serait la principale cause de mort au-dessus de quarante ans, et interviendrait pour près du quart dans la mortalité totale, tandis que la part de la tuberculose ne dépasserait pas 7 p. 100. Il est certain, cependant, qu'on meurt plus souvent avec de l'artériosclérose que par artériosclérose. Il est certain aussi que, quelle que soit la fréquence de la sclérose artérielle, on abuse un peu de ce diagnostic, moyen commode d'expliquer, à partir d'un certain âge, presque tous les troubles fonctionnels dont la cause n'apparaît pas très nettement. En réalité, c'est un diagnostic qu'on ne doit porter qu'à bon escient et après mûr examen, diagnostic plus souvent difficile qu'on ne croit, comme j'ai cherché à le montrer dans ce petit livre. Aussi est-ce surtout sur le diagnostic, ainsi que sur les causes et le traitement de l'artériosclérose, c'est-à-dire sur les parties essentiellement pratiques du sujet, que j'ai cru devoir insister. J'ai été beaucoup plus bref sur l'anatomie pathologique, qui n'a guère qu'un intérêt théorique. Le lecteur désireux d'avoir de plus amples détails sur cette partie de la question les trouvera dans l'article que nous avons publié, M. le professeur Roger et moi (1), article dans lequel j'ai d'ailleurs largement puisé pour la rédaction de cette étude.

(1) ROGER et GOUGET, Maladies des artères, in *Nouveau Traité de Médecine et de Thérapeutique* de BROUARDEL, GILBERT et THOINOT, fasc. XXIV.

I. — ANATOMIE PATHOLOGIQUE

Bien que le terme d'*artériosclérose*, dû à Lobstein, s'applique plus particulièrement à la transformation fibreuse des petites artères, l'usage courant englobe sous ce nom aussi bien l'athérome des gros vaisseaux que la sclérose des artérioles. C'est cette acception élargie que j'ai adoptée.

Répartition des lésions. — On se représente volontiers l'artériosclérose comme une affection bien déterminée, ayant ses lésions propres, spécifiques en quelque sorte, et une évolution réglée d'avance, une marche progressivement envahissante, soit de l'aorte vers les capillaires, soit, au contraire de ceux-ci vers l'aorte. L'artériosclérose serait ainsi une, « maladie générale de tout le système artériel ».

Cette manière de voir n'est pas exacte. D'abord, l'artériosclérose n'est pas une maladie : ce n'est qu'une lésion, qui, suivant son degré et ses localisations, peut exister sans susciter aucun trouble morbide, ou, au contraire, déterminer toute une série d'affections diverses. Ce n'est même pas une lésion simple, toujours la même : c'est un ensemble de lésions assez disparates, différant plus ou moins suivant qu'on les envisage sur les grosses ou les petites artères, et même différant d'un malade à l'autre pour des artères de même calibre, sans d'ailleurs qu'aucune d'elles soit vraiment caractéristique. Elles ne sont pas davantage commandées par un processus à marche fatalement progressive : même dans les cas où elles se montrent le plus diffuses, elles laissent intacts de grands segments artériels. Le plus souvent, elles se bornent à certains points de l'aorte et aux artérioles de quelques organes, parmi lesquels le rein figure au premier rang. Mais l'aorte peut être seule atteinte, ou, au contraire, se montrer épargnée ; les artères des membres restent souvent indemnes ; parmi les artères viscérales, celles du cœur, ou du cerveau, de l'estomac, peuvent être atteintes d'une manière prédominante ou même exclusive. En réalité, « il n'y a pas de segment d'artère qui ne puisse être le siège de lésions légères ou importantes à l'exclusion de tous les autres » (Brault). Enfin l'artériosclérose n'est pas une lésion qui se propage de proche en proche : elle se produit par foyers isolés, plus ou moins nombreux suivant que les causes qui lui donnent naissance ont agi avec plus ou moins d'intensité et de continuité, ont rencontré un terrain plus ou moins favorable, et ces foyers isolés n'ont aucune tendance fatale à s'étendre ou à se multiplier. La simple constatation, chez un malade, d'une radiale rugueuse ou sinueuse ne permet donc nullement de conclure à l'atteinte des artérioles viscérales, pas plus que l'intégrité de ce vaisseau n'autorise à admettre celle des vaisseaux profonds.

Si toutes les artères peuvent être frappées par l'artériosclérose, celle-ci a cependant ses sièges de prédilection. Parfois assez régulièrement symétrique, elle est volontiers répartie par zones, atteignant dans tel cas les artères cérébrales, dans tel autre les coronaires, ou les artérioles rénales, ou encore les artères des extrémités. Volontiers elle occupe l'origine des collatérales et des branches de bifurcation. Quant aux artères les plus frappées, l'aorte figure au premier rang (surtout l'aorte ascendante, puis la crosse) ; en revanche, l'artère pulmonaire reste fréquemment indemne, et sa sclérose dépend de conditions spéciales. Parmi les artères des membres, la crurale et la tibiale postérieure, la radiale, la cubitale et l'humérale sont les plus fréquemment atteintes. D'une manière générale, les vaisseaux les moins mobiles seraient les plus frappés. Enfin, parmi les artères viscérales, figurent en tête de liste les coronaires, les rénales, les cérébrales, puis la mésentérique supérieure et les branches du tronc cœliaque. Ces artères sont lésées soit dans leur portion extraviscérale, soit surtout (notamment en ce qui concerne les rénales) au niveau de leurs ramuscules intraviscéraux. Suivant l'expression très exacte de Gull et Sutton, il n'y a pas seulement artériosclérose, mais *arteriocapillary fibrosis*. D'ailleurs les veines elles-mêmes peuvent être atteintes, et l'on sait aujourd'hui que la sclérose des veines accompagne assez souvent celle des artères. L'expression d'*angiosclérose* (Duroziez) serait donc, dans bien des cas, plus à sa place que celle d'artériosclérose. Enfin l'endocarde lui-même peut être touché, notamment au niveau de la valve aortique de la mitrale.

Aspect à l'œil nu. — Rien ne donne mieux une idée d'ensemble des principales lésions de l'artériosclérose que certaines aortites chroniques très avancées. L'aorte ascendante se montre dilatée et allongée ; elle a perdu sa forme cylindrique pour prendre un aspect bosselé ; au palper, sa souplesse normale a fait place çà et là, parfois sur presque toute son étendue, à une consistance dure ou même absolument rigide. Lorsqu'on l'incise, la paroi crie sous le ciseau, et la surface interne apparaît dépolie, criblée de plaques d'aspect et de consistance variables, représentant la lésion aux divers stades de son évolution. Ici, ce sont des plaques légèrement saillantes, lisses, rosées ou opalescentes, demi-translucides, offrant la consistance d'une gelée bien prise : d'où leur nom de *plaques gélatineuses*. Cette forme, relativement rare, est généralement rattachée à l'aortite aiguë, mais peut n'être que le premier stade de l'aortite chronique (Jaccoud). Là, ce sont des plaques jaunâtres, opaques, à bords souvent renflés en bourrelet, à centre légèrement déprimé. A l'incision de ces *foyers athéromateux*, le scalpel, après avoir traversé la couche la plus superficielle de l'endartère, tombe dans un magma grumeleux, blanc grisâtre, ressemblant à du plâtre ou à du mastic. A côté de ces foyers se voient des *plaques calcaires*, sortes d'écailles blanchâtres ou jaunâtres, rigides et friables. Ailleurs, enfin, ce sont des plaques *chondroïdes* ou *ossiformes*, d'un blanc bleuâtre, ayant l'aspect et la consistance du cartilage ou de l'os.

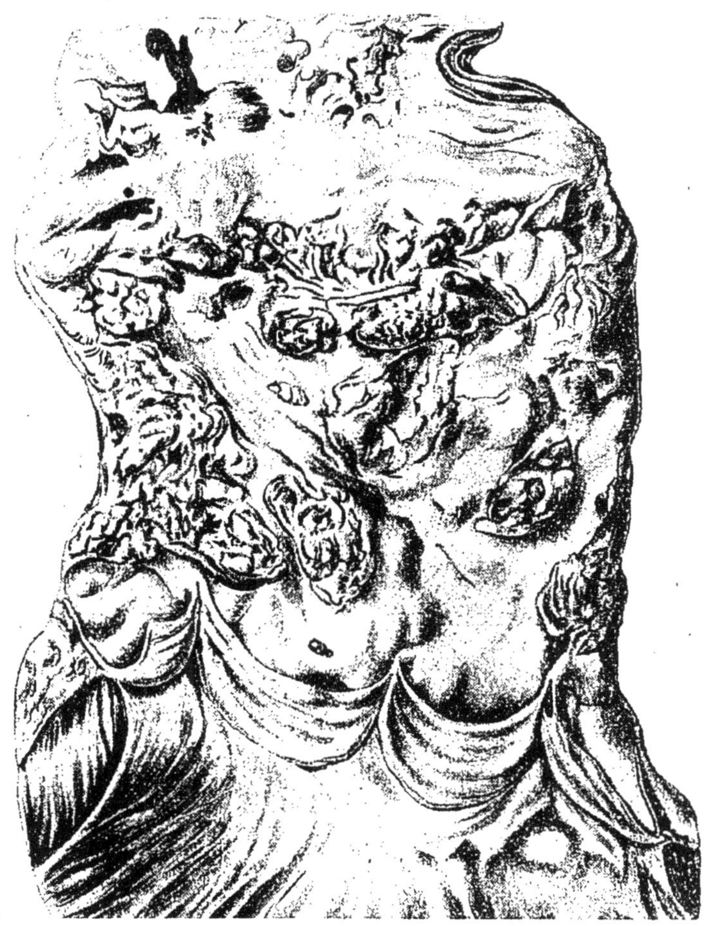

Fig. 1. — Athérome et incrustation calcaire de l'aorte.

Ces diverses plaques peuvent atteindre le volume d'une pièce de cinquante centimes ou même de deux francs, et se montrer tellement confluentes que l'aorte est dite *pavée*. Le plus souvent, cependant, elles sont à la fois moins volumineuses et moins nombreuses ; parfois même tout se borne à quelques foyers athéromateux ou à quelques plaques calcaires disséminées.

Ces lésions n'ont rien de spécial à l'aorte. Toutefois la fréquence des plaques gélatineuses et de l'athérome va en diminuant avec le calibre des vaisseaux ; on ne les retrouve plus sur les petites artères. Par contre, la calcification est encore commune sur les moyennes artères et même jusque sur certaines artérioles intraviscérales. Mais la principale lésion de celles-ci est l'épaississement fibreux, la sclérose, soit en foyers circonscrits, soit sous forme diffuse.

Caractères histologiques. — L'examen histologique des plaques d'artérite chronique montre que les lésions prédominent ou même se trouvent localisées exclusivement, au moins à leur début, soit dans la partie profonde de la tunique interne, au niveau de la couche élastique striée (Bory), soit dans la tunique moyenne. La tunique externe est moins souvent atteinte. Les plaques gélatineuses sont formées de cellules rondes, fusiformes ou étoilées, contenues dans une trame aréolaire lâche, au sein de l'endartère. Dans les foyers athéromateux, qui occupent ordinairement la partie profonde de la tunique interne et la partie voisine de la tunique moyenne, on retrouve les mêmes cellules au milieu d'un stroma fibrillaire ; autour de la bouillie centrale, la paroi a subi la dégénérescence hyaline. Quant à cette bouillie même, c'est un amas de détritus cellulaires, de corps granuleux, de granulations graisseuses libres, de cristaux d'acides gras et de cholestérine. Les plaques calcaires sont formées de granulations de phosphate et de carbonate de chaux incrustant un tissu fibrillaire. L'aspect spécial des plaques chondroïdes est dû à la présence, au sein d'un tissu semblable, de cellules analogues aux cellules cartilagineuses, mais sans capsule. Enfin, dans les plaques ossiformes, on trouve, au milieu de masses hyalines, des cavités irrégulières, logeant des cellules fixes infiltrées de sels calcaires. On peut même observer une véritable ossification, avec des canaux de Havers entourés de lamelles osseuses emprisonnant des ostéoplastes, et un tissu rappelant celui de la moelle osseuse. Quant aux taches jaunâtres, sans relief, que l'on trouve si souvent, dans les autopsies, à la face interne des artères, et notamment de l'aorte, ce sont de simples foyers d'infiltration graisseuse de l'endartère, qui ne rentrent pas dans le cadre de l'artériosclérose, bien qu'elles soient fréquemment associées à celle-ci.

A ces lésions des parties profondes de l'endartère se joignent, surtout dans les vaisseaux volumineux du type élastique, soit une hypertrophie avec hyperplasie, soit, plus fréquemment, une dissociation avec fragmentation ou dégénérescence hyaline des lames élastiques et souvent aussi des fibres musculaires. Ces lésions hyperplasiques et dégénératives peuvent d'ailleurs s'observer côte à côte. Enfin, du côté de l'adventice, il n'est pas rare d'observer une prolifération des vasa vasorum, qui, entourés de manchons de cellules rondes, s'avancent dans la tunique moyenne et pénètrent parfois jusqu'à la partie profonde de la tunique interne. La tunique moyenne plus ou moins dégénérée est ainsi envahie par des traînées cellulaires émanées soit de l'endartère, soit de l'adventice ; elle tend, par suite de l'évolution de ces cellules vers l'état adulte, à subir la transformation scléreuse, celle-ci pouvant s'associer en proportions variables à la dégénérescence hyaline.

On a même décrit comme possible une réparation des foyers athéromateux par des bourgeons charnus partis de l'adventice. Le fait est tout au moins exceptionnel.

Les lésions des artérioles intraviscérales ne diffèrent pas sensiblement des précédentes. Epaississement fibreux de l'endartère (tantôt uniforme et diffus, tantôt par plaques localisées) et parfois aussi des deux autres tuniques, telle

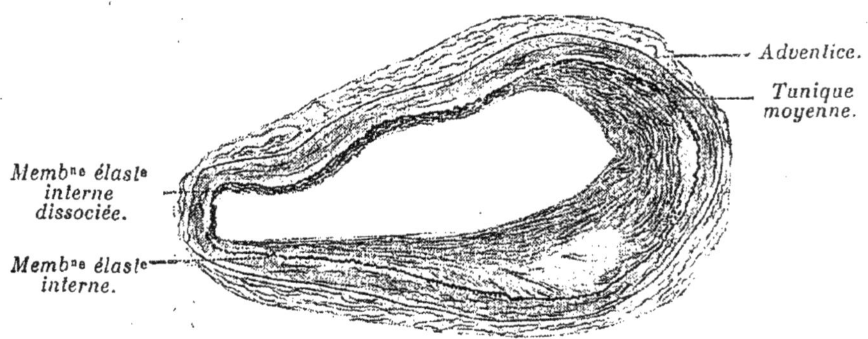

Fig. 2. — Artériosclérose. Épaississement de l'endartère.

est l'altération fondamentale, à laquelle peuvent s'associer la dégénérescence hyaline et la calcification de la tunique moyenne. Cette même transformation fibrillaire ou hyaline se retrouve sur les capillaires. Toutefois, au niveau des artérioles viscérales, la prolifération de la partie profonde de l'endartère est généralement l'altération dominante.

Filiation des lésions. — L'interprétation des lésions précédentes, mélange en proportions variables d'altérations hypertrophiques, hyperplasiques et dégénératives, a été l'objet de vives discussions. Les uns y ont vu un processus inflammatoire, avec dégénérescence secondaire possible d'une partie des éléments néoformés ; les autres ont placé, au contraire, les altérations dégénératives au premier plan, admettant seulement la possibilité d'une réaction proliférative secondaire. On tend de plus en plus, à l'heure actuelle, à faire jouer à l'affaiblissement des éléments musculaires et élastiques, de ces derniers surtout, par surmenage fonctionnel, la lésion principale et même initiale. Sans insister sur ces diverses théories, rappelons que l'artérite chronique n'est pas une maladie autonome, mais seulement un ensemble de lésions résultant de causes variées (microbiennes, toxiques, mécaniques, etc.), et vraisemblablement aussi de processus divers.

Rapports de l'athérome et de l'artériosclérose. — Peut-on du moins, dans cet ensemble de lésions, séparer nettement l'athérome proprement dit de l'artériosclérose ? C'est l'opinion de Lancereaux, de Potain, de J. Teissier. L'athérome, lésion dégénérative et localisée des grosses artères, débutant au niveau des lames élastiques, serait l'apanage de la vieillesse, et représenterait un processus absolument distinct de l'artériosclérose, lésion proliférative et plus ou moins diffuse des artérioles, frappant la partie profonde de l'endartère et atteignant l'âge adulte. Le premier agirait surtout par ischémie en aval, la seconde par hypertension en amont. Mais cette opposition est bien schématique. La différence qui sépare l'athérome de l'artériosclérose pourrait s'expliquer tout simplement par les différences de structure et de nutrition qui existent entre les troncs artériels et les artérioles intraviscérales. Les premiers sont pourvus de vasa vasorum, et l'athérome ne serait, pour H. Martin, que le résultat de l'artériosclérose de ces vaisseaux nourriciers. Peut-être cette théorie séduisante est-elle trop exclusive ; elle me paraît plutôt applicable à la pathogénie des anévrysmes. En tout cas, l'artériosclérose est, bien souvent, aussi limitée que l'athérome, et, jusqu'à plus ample informé, il est bon de ne pas perdre de vue que l'une et l'autre relèvent des mêmes causes (syphilis, tabagisme, etc.), ce qui ne permet guère de les séparer. Il ne me semble pas plus possible de distinguer de l'artériosclérose l' « endartérite chronique » ou la « calcification de la tunique moyenne ». La prolifération de l'endartère est une réaction banale à toute une série de processus atteignant primitivement l'une ou l'autre des tuniques artérielles. Il ne faut pas perdre de vue, en effet, que la division de la paroi artérielle en trois tuniques est assez schématique, et que ces tuniques sont largement solidaires. Quant à la calcification, c'est aussi un processus secondaire, banal dans les tissus nécrosés.

Conséquences des lésions artérielles. — Telles étant les lésions de l'artériosclérose, on peut prévoir les conséquences qu'elles seront capables d'entraîner.

1° AU NIVEAU DE L'ARTÈRE ATTEINTE. — C'est d'abord, *au niveau même de l'artère atteinte,* sa moindre extensibilité, sa dilatation par perte d'élasticité, celle-ci ne lui permettant pas de réagir suffisamment contre l'ondée sanguine, et sa rupture possible, ou, au contraire, son rétrécissement par épaississement de la paroi, voire même son oblitération par thrombose ; c'est ensuite, en amont, l'hypertrophie du cœur, auquel le rétrécissement et la perte d'élasticité des artères imposent un surcroît de travail ;

c'est enfin, en aval, la souffrance et la mortification des tissus plus ou moins complètement privés d'apport sanguin.

La *dilatation* régulière, *cylindroïde*, avec allongement du vaisseau, s'observe surtout sur l'aorte, mais quelquefois aussi sur les artères des membres, ainsi devenues flexueuses. Quant à l'ectasie localisée, à l'*anévrysme*, c'est une question de savoir s'il peut être rattaché à l'athérome. Lancereaux en fait l'apanage de certaines artérites en plaques (artérites syphilitiques et palustres), à lésions profondes atteignant fortement la mésartère. Von Recklinghausen et Eppinger l'attribuent à la rupture localisée de la tunique moyenne sous une influence mécanique (traumatisme, effort brusque, violente émotion). Je croirais volontiers que l'anévrysme peut être l'aboutissant de lésions initiales variées et notamment de l'athérome, du moment que ces lésions amènent finalement la disparition de la couche musculo-élastique sur une étendue limitée. En tout cas, la syphilis en est certainement la cause la plus fréquente.

Parfois une rupture se produit dans un foyer athéromateux, dont le contenu se déverse dans la lumière de l'artère, tandis que le sang, pénétrant dans le foyer, le transforme en une ulcération irrégulière au fond de laquelle se déposent des stratifications fibrineuses. La paroi, amincie à ce niveau, peut se laisser déprimer par l'ondée sanguine sous la forme d'une petite poche (*anévrysme cupuliforme*). D'autres fois, le sang s'infiltre entre les tuniques artérielles sur une étendue qui peut être considérable (par exemple, toute la longueur de l'aorte). C'est l'*anévrysme disséquant*.

De toute façon, qu'il se soit ou non produit un anévrysme, l'artériosclérose, en diminuant l'élasticité et la souplesse des parois artérielles, facilite leur *rupture* (au niveau ou même en dehors d'une plaque d'artérite), d'où une hémorragie de gravité variable suivant le calibre de l'artère et, s'il s'agit d'une artériole viscérale, l'importance de l'organe qu'elle irrigue. L'hémorragie cérébrale ou méningée représente la plus grave de ces hémorragies viscérales.

Mais le processus peut évoluer au contraire vers la *sténose*. Tantôt celle-ci occupe l'origine seule du vaisseau, étant due à une plaque d'athérome ou de sclérose siégeant sur le tronc dont il est issu ; tantôt elle occupe l'artère elle-même sur une plus ou moins grande étendue, quelquefois sur toute sa longueur. Elle peut se compliquer d'une *thrombose oblitérante*. Celle-ci ne se voit guère que sur les moyennes et petites artères ; on l'a cependant observée quelquefois sur l'aorte abdominale.

Sous le nom d'*artérite oblitérante progressive*, on a cherché à isoler un type particulier d'artérite que caractériserait sa tendance à l'oblitération par prolifération excessive de la tunique interne. L'artère se trouverait finalement transformée en un cordon fibreux plein, souvent englobé, avec la veine et le nerf également sclérosés, dans une véritable gangue fibreuse. Ces lésions, généralement symétriques, occupent surtout les artères des membres, notamment des membres inférieurs, mais on les a observées aussi sur les coronaires.

Ce type d'artérite, qui présente bien des points communs avec celui qu'on a décrit sous le nom de *rétrécissement généralisé des artères*, a été attribué par certains auteurs à la névrite, mais celle-ci est inconstante; d'autres n'y voient que le stade terminal de l'organisation d'un thrombus. Ses lésions ne diffèrent, en somme, de celles de l'artériosclérose que par

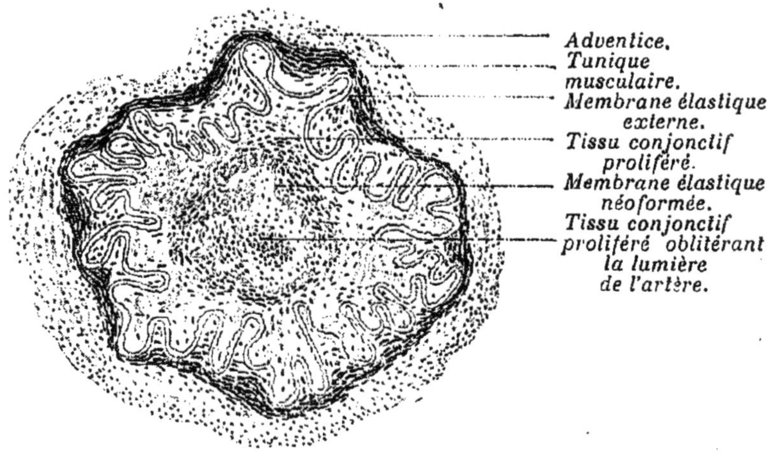

Fig. 3. — Endartérite oblitérante.

une question de degré. Toutefois sa symétrie habituelle, sa marche ascendante de l'extrémité des membres vers leur racine, ainsi que certaines particularités étiologiques que nous verrons plus loin, méritent de lui conserver une place à part.

La formation d'un thrombus, si elle n'entraîne pas toujours l'oblitération de l'artère atteinte (l'aorte surtout), n'est pas pour cela sans danger. Qu'ils résultent ou non d'une infection surajoutée (l'aortite chronique, comme l'endocardite chronique, est un point de fixation pour celle-ci), les thrombus fibrineux peuvent se détacher et aller produire à distance des *embolies*, soit sur un membre, soit dans un organe (cerveau, rate, rein, etc.). Nous verrons plus loin le résultat de ces oblitérations artérielles.

2° EN AMONT. — Qu'il y ait athérome et dilatation de l'aorte, ou sclérose et rétrécissement des artérioles, le résultat est le même, au degré près, quant au retentissement exercé sur l'organe situé *en amont*, c'est-à-dire sur le *cœur*.

La perte d'élasticité de l'aorte, aussi bien que la diminution du calibre des petits vaisseaux, l'oblige à exagérer son effort, et, par suite, amène peu à peu son hypertrophie. Celle-ci, qui atteint d'une façon très prédominante, sinon exclusive, le ventricule gauche (1), sous forme d'hypertrophie excentrique ou concentrique, avec ou sans refoulement de la cloison, est plus marquée en cas d'atteinte de l'aorte et surtout des artérioles abdominales (les rénales particulièrement, puis les rameaux du tronc cœliaque et des mésentériques) que dans la sclérose des artères des membres ou du cerveau. On conçoit également qu'elle puisse rester peu accusée ou même faire défaut en cas de sclérose précoce des coronaires. En somme, d'après Wiesel, elle manquerait dans plus de moitié des cas. Elle peut, à la longue, aboutir à la dilatation.

3° En aval. — *En aval*, c'est-à-dire vers la périphérie, les lésions artérielles produisent des effets différents suivant qu'il y a oblitération ou simple rétrécissement de l'artère.

En cas d'*oblitération*, tout dépend de l'établissement d'une circulation collatérale suffisante. Si cette circulation peut se développer (et le fait s'observe quelquefois alors même que l'artère principale d'un membre, voire le tronc brachio-céphalique, est imperméable), le territoire de distribution de l'artère échappera à la mortification. Sinon, il se nécrosera (infarctus du rein, de la rate, du poumon ; foyer de ramollissement cérébral ou cardiaque), ou même, au niveau de l'intestin, des membres, il se gangrénera en tout ou en partie. On a attribué également à l'artériosclérose oblitérante certains cas d'ulcère de l'estomac, de mal perforant, mais, si l'artériosclérose peut favoriser le développement de ces lésions, il n'est pas encore suffisamment établi qu'elle puisse en être la cause exclusive.

Dans les cas rares où c'est l'artère principale d'un organe, comme le cœur ou le poumon, qui se trouve oblitérée, la mort subite du malade ne laisse pas à la nécrose le temps de se produire.

Lorsqu'il y a seulement *rétrécissement* des artères, et particulièrement des artérioles viscérales, la simple diminution de l'afflux sanguin suffit-elle à amener des troubles de nutrition des tissus ? La question a été et est encore très controversée. Une opinion très répandue rattache à l'artériolite chronique la plupart des scléroses viscérales : sclérose cardiaque, néphrite interstitielle, sclérose du pancréas, et même cirrhoses du foie, scléroses médullaires, etc. Les éléments nobles des organes, mal nourris, dégénéreraient progressivement, laissant la place à la prolifération conjonctive.

____

(1) En cas de sclérose de l'artère pulmonaire, c'est naturellement le ventricule droit qui s'hypertrophie.

Si cette théorie de la *sclérose dystrophique* était vraie, il faudrait rattacher à l'artériosclérose la plupart des maladies chroniques. Mais une pareille extension de son domaine ne paraît pas justifiée par l'examen des faits. L'intensité des lésions de sclérose viscérale est, en effet, loin de se régler sur celle des altérations artérielles, les unes pouvant être très accusées alors que les autres le sont peu (1), et réciproquement. Ce que produit plutôt la diminution de l'apport sanguin, c'est l'atrophie simple ou la stéatose. Il paraît donc plus exact de considérer la sclérose artérielle et les scléroses viscérales comme les effets communs d'un certain nombre de causes pathogènes agissant de même façon sur des tissus similaires, c'est-à-dire sur le tissu conjonctif et ses dérivés. Ainsi s'explique l'association habituelle de l'artériosclérose et des scléroses viscérales, sans qu'il soit nécessaire de subordonner celles-ci à celle-là. On peut cependant admettre que la première favorise dans une certaine mesure le développement des secondes (2).

II. — ÉTIOLOGIE

L'artériosclérose n'étant pas une maladie autonome, mais un ensemble de lésions artérielles en somme assez banales, il est aisé de prévoir qu'elle ne doit pas reconnaître une cause unique, mais peut dépendre de facteurs multiples. La liste de ses causes est, en effet, longue et variée, et sans doute, dans bien des cas, plusieurs d'entre elles s'associent pour la produire.

On considère communément que *vieillesse* et artériosclérose marchent de pair, et certains auteurs vont même jusqu'à faire de l'artériosclérose le résultat naturel de l'involution sénile. Sans doute, l'âge prédispose à la perte de l'élasticité des tissus et à leur sclérose, mais, lorsque celle-ci est la conséquence d'une évolution normale, elle se manifeste, d'après Boy-Teissier, par une hypergenèse conjonctive générale et régulière dans les trois tuniques artérielles (*artérioxérose*). Quant à l'artériosclérose commune, si elle va en augmentant de fréquence avec l'âge, si elle apparaît

(1) Fahr a montré que l'artériosclérose rénale est très fréquente et peut atteindre un très haut degré sans produire d'altération du parenchyme.

(2) La sclérose oblitérante des glomérules rénaux (simple localisation de l'angiosclérose) et l'atrophie consécutive des tubes qui en dépendent et dont le fonctionnement se trouve ainsi supprimé expliquent la fréquence de la sclérose rénale atrophique chez les artérioscléreux.

comme la lésion dominante dans la pathologie de la vieillesse, c'est beaucoup plutôt parce que les chances que l'on a d'avoir subi telle ou telle des influences capables de retentir sur les artères vont croissant avec le nombre des années ; c'est aussi parce que l'action de beaucoup de ces causes est très lente à s'exercer, et que les effets n'en deviennent appréciables qu'à la longue. En fait, on a publié (1) plusieurs observations de centenaires à l'autopsie de qui manquait toute trace de cette « rouille de la vie ». Par contre, des lésions même très avancées d'artériosclérose, ont été trouvées chez des individus jeunes, voire chez des enfants de quelques années et même de quelques mois, sans parler de quelques cas congénitaux.

Quoi qu'il en soit, en faisant abstraction des cas rares, on peut dire que l'artériosclérose, à un degré modéré, est aujourd'hui la règle au-dessus de la cinquantaine, et se montre même assez commune à partir de la trentaine. A égalité d'âge, elle est plus fréquente chez l'homme que chez la femme. Pourtant la *grossesse* semble en favoriser le développement. D'après Ascoli, presque toutes les femmes athéromateuses ont eu de nombreuses grossesses (souvent troublées, il est vrai, par des phénomènes d'intoxication), et la proportion la plus forte d'aortites chroniques s'observerait chez les femmes ayant eu le plus de grossesses. Certains résultats expérimentaux que j'ai obtenus me paraissent plaider dans le même sens, malgré les résultats opposés de Lœb et Githens, De même, la *ménopause*, surtout lorsqu'elle s'établit difficilement, semble pouvoir favoriser le développement de l'artériosclérose.

On a fait jouer un rôle à l'influence prolongée du *froid humide*, particulièrement comme cause de l'artérite oblitérante progressive. Les expériences de v. Rudnicki ont montré que des gelures légères, mais répétées, amènent dans les artères des lésions dégénératives, puis prolifératives, de la tunique moyenne, avec épaississement considérable de la tunique interne. Malgré les conditions un peu spéciales de l'expérience, si l'on admet, avec Zöge v. Manteuffel, l'identité de ces lésions et de celles de l'artériosclérose, le rôle du froid dans l'étiologie de celle-ci ne semble guère pouvoir être révoqué en doute. On a incriminé également le travail dans un milieu snrchauffé, l'exposition répétée à de grands écarts de température.

Les *traumatismes*, les *fatigues répétées*, le *surmenage physique* (efforts musculaires, excès vénériens, etc.), sont généralement considérés comme une cause importante d'artériosclérose. Chez un chien qu'ils obligeaient à courir six et quelquefois même douze heures de suite, Schur et Wiesel ont obtenu une calcification de l'aorte et des iliaques. Pourtant on a contesté la plus grande fréquence de l'artériosclé-

____

(1) Cas de Harvey, Washington, Charcot.

ı ose dans les professions pénibles. Ce qui paraît, en tous cas, bien établi, c'est qu'elle se localise de préférence ou prédomine au niveau des parties qui travaillent le plus : artères des membres supérieurs chez l'ouvrier (et particulièrement artères du membre supérieur droit, sauf chez les gauchers), artères de la tête chez l'homme adonné aux travaux intellectuels. Chez les animaux comme le cheval, l'âne, ce sont les artères des membres qui sont atteintes.

Les *fautes d'hygiène alimentaire* constituent un autre facteur important d'artériosclérose, le plus important même, d'après Huchard. Tantôt c'est une alimentation trop copieuse, ou l'ingestion habituelle de quantités immodérées de liquide (par exemple chez les grands buveurs de bière), qui, par l'état de pléthore qu'elle détermine, surmène en quelque sorte le système vasculaire (1) ; tantôt c'est la qualité des aliments et des boissons qui est en cause. Pour ne parler que des premiers (nous verrons plus loin l'influence de l'alcoolisme, et le rôle qu'on a voulu faire jouer à certaines eaux trop calcaires), on a attribué à l'abus de la viande (2) la fréquence particulière de l'artériosclérose chez les Anglais. Il est vrai que la réalité de cette fréquence spéciale ne paraît pas suffisamment établie, et qu'elle pourrait, en tout cas, s'expliquer par d'autres causes. Mais Stevens a remarqué que, chez les Hindous, qui ne se nourrissent que de végétaux, les artères restent saines même à un âge très avancé. Il en serait de même chez les Trappistes. C'est peut-être en partie pour cette raison que l'artériosclérose serait moins fréquente à la campagne qu'à la ville. On a invoqué, de même, la rareté de l'artériosclérose chez les herbivores : elles ne s'observerait guère que chez les chevaux et les bœufs très âgés.

Cependant l'incrustation calcaire est assez commune chez les herbivores (3), et l'athérome n'est pas exceptionnel chez le lapin, même jeune (4). Il a été observé également chez le cerf, le porc. Comme le fait observer Weinberg, il devient

(1) D'après les expériences de Biedl et Braun, une alimentation trop sèche déterminerait également des lésions vasculaires. Il en serait de même du jeûne absolu.

(2) Suivant Abelous, la fonction antitoxique des capsules surrénales s'exercerait surtout sur les poisons produits par le travail musculaire. Cet auteur a, en outre, montré avec Soulié et Toujan que, si l'addition d'extraits d'organes autolysés à la pulpe surrénale augmente sa teneur en adrénaline, les extraits de muscle exercent, à cet égard, une influence particulière. Peut-être ces constatations, rapprochées de la fréquence avec laquelle s'observe l'hyperplasie surrénale chez les artérioscléreux (voy. plus loin), pourraient-elles être invoquées à l'appui du rôle d'une alimentation carnée excessive.

(3) Elle serait fréquente sur la carotide du bœuf (Mulon).

(4) J'ai réuni quinze statistiques qui donnent 139 cas d'athérome spontané sur 2.432 lapins, c'est-à-dire 5,7 p. 100. Aussi,

de plus en plus rare à mesure qu'on se rapproche des carnivores stricts. Chez le chien, Thoma ne l'a constaté qu'une seule fois, et chez un chien de dix-sept ans.

J'admettrais plutôt le rôle de l'abus des viandes faisandées, des mets épicés (1), des salaisons, des conserves, que ces aliments agissent directement par leur nature irritante, ou indirectement par l'intermédiaire des fermentations intestinales, des troubles digestifs, qu'ils sont particulièrement aptes à déterminer. Chez le lapin, Ignatowski et Lubarsch n'ont rien obtenu avec la viande ou le jus de viande ; par contre, avec le jaune d'œuf, le foie, la capsule surrénale, ils ont déterminé des lésions artérielles. Avec l'indol ou le scatol, produits aromatiques des fermentations intestinales, Ohkubo, Starokadomsky et Ssobolew, ont obtenu les mêmes résultats, de même que Metschnikoff avec le paracrésol. D'autre part, il ne paraît guère douteux, bien que ce point demande de nouvelles recherches, que l'existence de troubles digestifs chroniques : troubles gastriques, intestinaux (constipation), hépatiques, puisse contribuer au développement de l'artériosclérose.

Si les excès alimentaires sont une des causes de celle-ci, on ne saurait s'étonner de sa fréquence chez les *arthritiques*. Quelque idée que l'on se fasse de la nature intime de l'arthritisme, il est reconnu que les principaux états morbides groupés sous cette appellation (obésité, goutte, diabète gras, lithiases) sont favorisés par une alimentation trop copieuse jointe à l'insuffisance d'exercice. Aussi, à mon avis, les maladies précédentes (sauf peut-être parfois le diabète) ne sont pas plus la cause que l'effet de l'artériosclérose ; celle-ci les accompagne souvent parce que certaines causes contribuent en même temps à son développement et au leur. J'en dirai autant du rhumatisme chronique, qui, dans ses formes diverses, n'est, comme l'artériosclérose, que l'effet de causes multiples et variées.

L'arthritisme et l'artériosclérose reconnaissant des causes communes, il n'y a pas lieu de s'étonner si, chez les arthritiques *héréditaires*, l'artériosclérose se montre parfois précoce. Ces sujets héritent, en même temps que d'une tendance particulière à devenir goutteux ou lithiasiques, d'une prédisposition égale à devenir artérioscléreux, et peuvent ainsi l'être de bonne heure, bien qu'on ne trouve dans leur genre de vie ni dans leur passé pathologique personnel aucune des causes habituelles de l'artériosclérose. Si cette hérédité peut s'interpréter dans le sens d'une viciation congénitale de la nutrition, il est possible également qu'elle consiste parfois en une vulnérabilité spéciale du système artériel

lorsqu'on cherche à déterminer expérimentalement l'athérome chez le lapin, ne doit-on tenir compte que des proportions de succès très supérieures au chiffre précédent.

(1) Lœper et Ficaï ont montré expérimentalement le rôle du poivre,

en général et de celui de certains organes en particulier. On sait le caractère héréditaire de certaines scléroses rénales.

A côté des troubles digestifs, les *troubles de la dépuration urinaire* représentent, aux yeux de quelques auteurs, un facteur particulièrement puissant d'artériosclérose. Loin de subordonner la sclérose du rein à celle-ci, ils voient au contraire dans les lésions artérielles le résultat de l'affection rénale. Heineke, Simon, admettent même que la néphrite parenchymateuse chronique peut devenir l'origine d'une sclérose des grosses artères, sans hypertrophie du cœur. Israël a obtenu l'endaortite déformante en pinçant le pédicule rénal, ou en injectant de l'alcool dans le rein, et Rautenberg a déterminé des lésions de sclérose aortique par ligature temporaire d'un uretère, suivie de l'ablation du rein opposé. Pourtant, d'après Lœb et Githens, les altérations rénales déterminées par le chromate de potasse ou la ligature de l'uretère ne semblent exercer aucune influence adjuvante sur les lésions artérielles produites par l'adrénaline. Il me paraît probable que les deux ordres de lésions (artérielles et rénales) représentent souvent, à l'origine, l'effet simultané de causes communes, et peuvent ensuite retentir l'une sur l'autre par un de ces cercles vicieux si communs en pathologie.

L'influence des *troubles nerveux* est bien établie ; elle paraît capitale dans certains cas. Tantôt il s'agit de troubles purement psychiques (surmenage intellectuel, préoccupations persistantes, ébranlements moraux répétés) : de là sans doute, pour une large part, la fréquence de l'artériosclérose chez les médecins, les hommes politiques, les financiers ; tantôt il s'agit de troubles physiques, comme dans les cas où, à la suite de névralgies rebelles, les artères de la région atteinte deviennent dures et flexueuses ; parfois c'est à la suite de perturbations à la fois physiques et psychiques, comme celles que déterminent certains traumatismes (1), que l'on voit se manifester les premiers signes de l'artériosclérose. Remlinger attribue certains cas précoces aux crises d'excitation génitale résultant d'une continence sexuelle absolue. Quelquefois, enfin, c'est au cours d'affections organiques du système nerveux (névrite, lésions cérébrales, etc.) que se développent des lésions artérielles. Toutefois on est allé trop loin dans cette voie, lorsqu'on a attribué à une influence nerveuse les lésions aortiques fréquemment observées dans le tabes ou la paralysie générale. Elles sont, en réalité, comme ces affections elles-mêmes, sous la dépendance de la syphilis.

Ces réserves faites, le rôle du système nerveux paraît in-

_____

(1) Le siège des lésions artérioscléreuses peut d'ailleurs correspondre à celui du traumatisme (par exemple, artériosclérose cérébrale à la suite d'un trauma cranien).

déniable, au moins dans la production de certaines artérites localisées. L'expérimentation en fait foi. Par la section du sciatique (Vulpian, Nothnagel, Bervoets, Alex. Fränkel) (1), l'irritation prolongée du même nerf (Levaschew), la section du sympathique (Giovanni, Lapinsky, Pic et Bonnamour) (2), celle du pneumogastrique (H. Martin, Eichhorst), celle du nerf dépresseur de Cyon combinée à l'action du surmenage (Bruns et Genner), on a obtenu des altérations artérielles plus ou moins accentuées, avec épaississement scléreux et quelquefois calcification de la paroi.

Il me reste à envisager deux causes puissantes d'artériosclérose : les intoxications et les infections.

Parmi les INTOXICATIONS, il faut placer en première ligne le *saturnisme*. En ce qui concerne le saturnisme professionnel, le fait est depuis longtemps hors de doute ; on sait que, chez les peintres en bâtiment, chez les cérusiers, les radiales se montrent de très bonne heure dures et flexueuses. Expérimentalement, Annino, Gesenius, Maier, Hoffa, Dressler, Coen et d'Ajutolo, Stieglitz ont noté l'épaississement des artérioles chez les animaux intoxiqués par le plomb ; plus récemment, j'ai obtenu, de même que Boinet et Romary, Boveri, des plaques d'aortite chronique avec la céruse, et Pic et Bonnamour ont produit ces même lésions avec l'acétate de plomb. Ces résultats, confirmés par ceux de Ball et de Philosophow, ne sauraient être ébranlés par les résultats négatifs de Jores, Greven et Hoddick, avec l'acétate de plomb. L'action sclérogène du saturnisme est indiscutable. Mais, en dehors du saturnisme professionnel, il y a peut-être lieu de faire jouer un rôle au saturnisme accidentel. Il ne faut pas perdre de vue, en effet, que « la plupart de nos aliments, de nos boissons, renferment des quantités appréciables de plomb ; on en trouve dans le pain, la pâtisserie, la charcuterie, et surtout les conserves ; on en rencontre des quantités parfois assez considérables dans l'eau, le vin, la bière, le cidre. Si l'on réfléchit que nous en absorbons encore par le contact des nombreux objets qui en renferment, on comprendra que tout homme, dans les conditions sociales où nous vivons, est exposé à une intoxication lente et continuelle par ce métal, d'élimination lente. On conçoit donc que Putnam ait pu déceler du plomb dans l'urine chez 17 sur 100 d'individus bien portants. Sans doute bon nombre de scléroses dont la cause nous

(1) On a cependant objecté que, ces expériences amenant constamment des ulcérations de l'extrémité correspondante, on ne peut exclure complètement l'influence d'un processus inflammatoire propagé de ces ulcérations.

(2) Pourtant Jores n'a rien obtenu par la section du sympathique, ni Sternberg par la résection du sciatique.

échappe tiennent à une intoxication saturnine insensible, mais continue (1) ».

L'influence de l'*alcoolisme* est communément admise, et cependant elle est moins solidement établie que celle du saturnisme, au point que certains auteurs la considèrent comme faible ou même la contestent. Pour Lancereaux, l'alcoolisme ne produirait pas l'artériosclérose, mais seulement l'artériostéatose, c'est-à-dire l'infiltration graisseuse de la paroi artérielle. Cette opinion me semble un peu trop exclusive. Aux expériences négatives de Pic et Bonnamour, Finkelnburg, on peut opposer les résultats positifs de Dujardin-Beaumetz et Audigé, chez le porc ; de Strassmann, Afanassiew, Kremiansky, chez le chien ; de Berkley, Bondarew, Braun. La plupart de ces auteurs n'ont trouvé, il est vrai, que quelques rares plaques d'athérome sur l'aorte, mais Petrow, chez le lapin et le chien, a observé sur les gros vaisseaux de la dégénérescence hyaline avec calcification, et Albertoni et Pisenti ont noté, chez des lapins ayant absorbé quotidiennement 1 à 2 centimètres cubes d'aldéhyde, une artériosclérose plus ou moins marquée de tous les organes. Ce qui paraît certain, c'est que, à côté de la qualité du liquide absorbé, sa quantité joue un rôle important, par exemple chez les grands buveurs de vin et, plus encore, de bière.

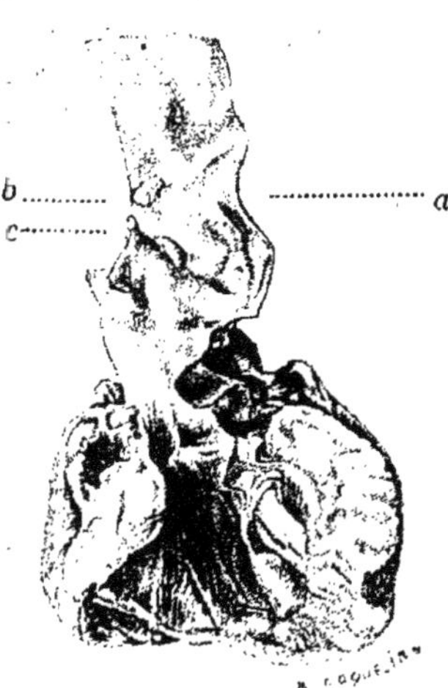

Fig. 4. — Plaques d'aortite (*a*, *b*, *c*) dans l'intoxication tabagique expérimentale.

L'influence de l'abus du *café* ou du *thé* me semble également probable, bien que Lissauer et Wagner n'aient rien obtenu par des injections répétées de caféine. Le rôle du *tabagisme*, couramment admis en Angleterre et en Amérique, mis en doute par Potain, a été signalé avec insistance par Erb ; v. Schrötter affirme également que l'abus des cigares forts peut amener une artériosclérose à évolution particulièrement rapide. G. Klemperer, Ortner, Warburg, Rénon, Schott, Elliott, s'expriment dans le même sens. L'expérimentation a d'ailleurs tranché la question. Si Josué a échoué avec la nicotine, toute une série d'auteurs (Boveri, Baylac et Amouroux, moi-même, Adler et Hensel, Gebrowski, Papadia, Miller, Lesieur, Lœper, Ball, Guillain et Gy, Tscheboksaroff, Lee, Richon et Perrin, Rickett, v. Otto), soit avec l'infusion ou la fumée de tabac, soit avec la nico-

(1) Roger et Gouget, *loc. cit.*

tine en ingestion, en inhalation, ou en injection sous-cutanée ou intra-veineuse, ont réussi à déterminer chez le lapin des lésions aortiques très prononcées. Boveri a obtenu également des résultats positifs chez le singe.

D'après Lesieur et Ball, ces lésions ne s'obtiendraient pas avec le tabac dénicotinisé, mais Guillain et Gy contestent cette assertion. En tout cas, le rôle du tabagisme dans la production de l'artériosclérose est désormais acquis, et paraît même assez important. Celui de l'*ergotisme* a été mis en évi-

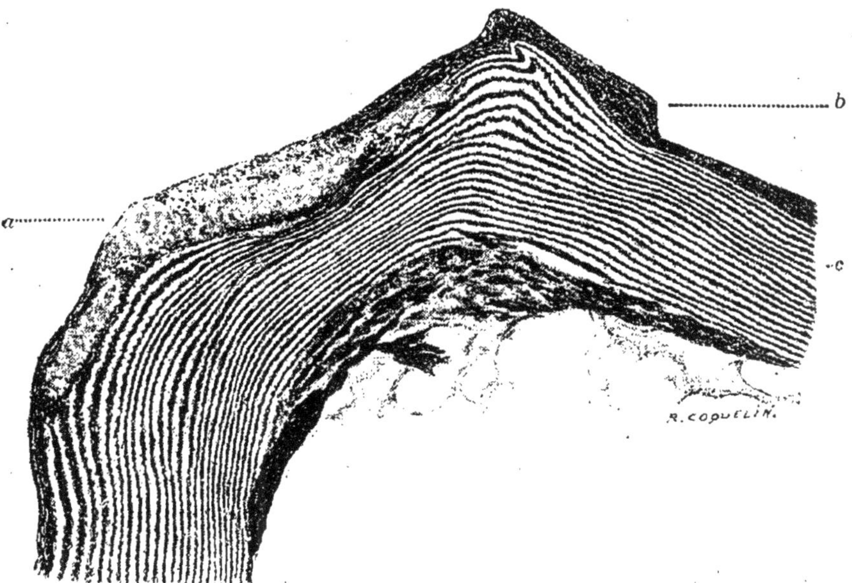

Fig. 5. — Lésions histologiques d'une des plaques précédentes.

a, foyer de dégénérescence hyaline ; *b*, bourgeon d'endartérite ; *c*, fibres élastiques hypertrophiées à la périphérie du foyer de dégénérescence hyaline.

dence par les expériences de Thévenot et d'Amato. Chez divers animaux (coq, lapin, chat, chien), Kokorin et Grünfeld ont vu l'ergotisme chronique déterminer la dégénérescence hyaline et la thrombose des artérioles.

Expérimentalement, d'ailleurs, on a réussi à produire des lésions artérielles identiques avec une série de substances : acide urique et urates (Boinet et Romary, d'Amato) (1), hypoxanthine (Croftan), phlorizine (Boinet et Romary, Kolisch), digalène (Fischer, Klotz, Orlowski, v. Otto), théocine (Lœper),

(1) D'après Sicard et Brissaud, les injections d'acide urique accentuent les effets de l'adrénaline.

chlorure de baryum (Orgielbrand, Klotz, Orlowski, Müller, Rickett, Bennecke), strophantine (Orlowski, v. Otto), adonidine (Orlowski, Kinichi-Naka, Wesselkow, v. Otto), hydrastinine (Bennecke), extrait de scille (Rickett), aloïne (Thorel), sels de mercure et de zinc (Philosophow). Fischer a obtenu des altérations analogues, quoique beaucoup plus légères, avec le sublimé, le bichromate de potasse, le nitrate d'urane, la trypsine, la pepsine, et même l'extrait mammaire. Il a montré et Lœper a confirmé le rôle de certains acides (chlorhydrique, phosphorique, lactique, oxalique). Nous verrons plus loin la remarquable action de l'adrénaline.

Les MALADIES INFECTIEUSES constituent un dernier et important ordre de causes d'artériosclérose. Parmi les infections aiguës, il faut signaler le *rhumatisme articulaire*, la *scarlatine* (l'artériosclérose pourrait se manifester dès le décours de la première de ces maladies, d'après Guéneau de Mussy, de la seconde, d'après Potain), la *variole*, la *rougeole*, la *diphtérie*, la *fièvre typhoïde*, la *pneumonie*, la *grippe*. Ces diverses infections peuvent laisser de véritables tares artérielles sous forme de plaques de sclérose. D'ailleurs, ici encore, l'expérimentation est venue confirmer les enseignements de la clinique. Gilbert et Lion, par l'inoculation du bacille typhique ou d'une variété de bacterium coli provenant d'une endocardite maligne; Boinet et Romary, avec le bacterium coli; Klotz, avec le bacille typhique; Thérèse, Boinet et Romary, Klotz, avec des streptocoques peu virulents; Saltykow, avec des staphylocoques saprophytes, ont réussi à déterminer des lésions de sclérose artérielle, et les mêmes lésions ont été produites avec diverses toxines : pyocyanine (Charrin), cultures stérilisées du bacterium coli (Boinet et Romary), toxique diphtérique (Mollard et Regaut, Klotz, Boinet), toxine typhique (Chantemesse, Josué). Boveri, Thévenot, d'Amato, Lœper les ont obtenues avec des produits de putréfaction de la viande.

Certaines infections chroniques comptent également au nombre des causes de l'artériosclérose : ce sont le *paludisme*, qui, d'après Lancereaux, donnerait lieu à une artérite un peu spéciale (artérite en plaques), la *tuberculose*, et surtout la *syphilis*. Celle-ci, en effet, à côté de ses lésions nettement spécifiques, produit des lésions d'apparence banale (lésions para-syphilitiques de Fournier) sur les artères comme dans le système nerveux, par exemple ; aussi trouve-t-on avec une fréquence et aussi une précocité particulières, chez les syphilitiques, des lésions artérielles qu'aucun caractère ne permet de différencier de celles de l'artériosclérose commune, et certaines observations d'athérome infantile paraissent nettement imputables à l'hérédo-syphilis. Ainsi s'explique sans doute aussi l'hérédité de certains cas d'artériosclérose, notamment aortique.

Quant à la tuberculose, son rôle est beaucoup moins net, malgré les observations cliniques de H. Martin, P. Teissier, Mehnert et Bregmann, et les constatations anatomiques de Ippe, Ziegler, Pic et Bonnamour. On a même attribué aux infections secondaires, aux troubles digestifs, aux efforts de toux répétés, les lésions artérielles observées. Pourtant Vissmann, Thérèse et Boinet ont déterminé des altérations de sclérose artérielle en injectant, le premier des bacilles morts, les seconds de la tuberculine; et ces résultats n'ont d'ailleurs rien que de conforme à ce que nous savons de l'action sclérogène de certains poisons tuberculeux.

Telles sont les principales causes de l'artériosclérose, envisagée en bloc. « Maladie de surmenage et d'usure », pour les uns, « maladie de civilisation », pour les autres, elle est, en réalité, tributaire des causes les plus variées.

Peut-on maintenant aller plus loin, et, dans cet ensemble étiologique, faire la part de ce qui revient à chacun des types de l'artérite chronique : artériosclérose proprement dite, athérome, artérite oblitérante progressive ? On l'a essayé, mais jusqu'ici sans grand succès. Pour Potain, l'athérome s'observerait surtout chez les gens âgés, tandis que la sclérose artério-capillaire frapperait assez souvent des individus jeunes de souche arthritique ; mais il reconnaît que les deux lésions se développent, l'une comme l'autre, sous l'influence des infections et intoxications. Parmi ces dernières, on a voulu rendre les unes responsables de l'artériosclérose, les autres de l'athérome, mais une seule et même substance, comme le plomb, le tabac, et, ainsi que nous le verrons, l'adrénaline, produit aussi bien l'une que l'autre de ces deux lésions. Peut-être est-ce surtout une question de dose et de durée d'action, comme tendraient à le faire admettre certaines expériences de Pearce et de Braun. Quant à l'artérite oblitérante progressive, en dehors de sa fréquence toute particulière chez les juifs russes, les causes auxquelles on l'a attribuée : froid humide, tabagisme, syphilis, sont des causes classiques d'artériosclérose banale. Les tentatives de séparation de ces divers types d'artérite sur le terrain étiologique sont donc au moins prématurées.

III. — PATHOGÉNIE

Si la connaissance des causes de l'artériosclérose est importante au point de vue de sa prophylaxie, il n'est pas sans intérêt, pour son traitement, de savoir comment elles agissent, par quel mécanisme elles amènent les lésions artérielles.

A cet égard, deux opinions principales sont en présence.

L'une subordonne les lésions à l'hypertension artérielle ; l'autre en fait des altérations directement toxiques.

La première de ces opinions, émise par Senhouse Kirkes, soutenue (avec quelques variantes) par Traube, a trouvé en Huchard son plus ferme champion ; Broadbent, Vaquez, Pic et Bonnamour l'ont adoptée. Elle s'appuie surtout sur ce fait que la plupart des causes reconnues de l'artériosclérose élèvent la pression artérielle, soit mécaniquement, soit par spasme vasculaire. Suivant le premier mode agit la pléthore produite par une alimentation et surtout des boissons trop abondantes, et peut-être aussi par certaines néphrites (1) ; de même, expérimentalement, Roy et Adami, Malkow, Carrel et Guthrie, Klotz, Biedl et Braun, Harvey, Jores, ont réussi, en élevant la tension vasculaire par des procédés purement mécaniques (ligature ou compressions répétées), à produire des lésions de sclérose artérielle. C'est ainsi également que s'explique la sclérose de l'artère pulmonaire, consécutive à des lésions cardiaques ou pleuro-pulmonaires. Suivant le second mode, c'est-à-dire en produisant un spasme vasculaire prolongé, agiraient l'influence persistante ou répétée du froid, de vives douleurs, du surmenage physique ou psychique, l'arthritisme, certaines toxines alimentaires (2), peut-être aussi certaines substances retenues ou produites en excès du fait de l'insuffisance rénale (3), le plomb, le tabac, l'alcool (4), l'ergot, la digitale, le chlorure de baryum et, par dessus tout, l'adrénaline.

Cette substance est l'agent vaso-constricteur le plus puissant que nous possédions. Or elle représente en même temps l'agent type de l'artériosclérose expérimentale. Si Jores a échoué en nourrissant des lapins avec des tablettes de capsule surrénale, Josué a montré qu'on obtient aisément des lésions artérielles chez le même animal par injections intraveineuses répétées d'adrénaline. Après lui, Lœper, Josserand, v. Rzentkowski, moi-même, puis toute une série d'auteurs français, allemands, italiens, américains,

(1) Indépendamment de la rétention aqueuse purement mécanique, la rétention des chlorures pourrait jouer un rôle important dans la pathogénie de l'hypertension, d'après Ambard et Beaujard. Pourtant la néphrite interstitielle chronique, qui est le type des néphrites à hypertension, s'accompagne d'une élimination aqueuse plutôt exagérée et, le plus souvent, d'une élimination chlorurée suffisante.

(2) La phényléthylamine, ptomaïne produite pendant la putréfaction de la viande, élève la pression artérielle (Dale et Dixon).

(3) A la suite d'injections répétées de sérum de néphroscléreux, Tornai a observé des lésions aortiques avec hypertrophie cardiaque, que ne produisaient pas les injections de sérum de sujets sains.

(4) D'après v. Maximovitch et Rieder, tandis que l'ingestion d'un litre d'eau n'élève la pression artérielle que pendant une demi-heure, celle d'un litre de bière ou d'eau rougie l'élève pendant deux heures.

ont reprodu'it les mêmes lésions (1). Elles occupent surtout
l'aorte, sous forme de plaques blanchâtres gaufrées ou par-
cheminées, avec amincissement de la paroi, ou de plaques
chondroïdes ou calcifiées. Certaines de ces plaques se sont
même laissé refouler en godet, constituant ainsi de petits anévrysmes cupuliformes. L'examen histologique montre une
dégénérescence et une rupture des fibres musculaires et
élastiques, suivie de calcification, et un épaississement
plus ou moins marqué de la tunique interne. En dehors
de l'aorte, ces lésions s'observent parfois sur d'autres
grosses artères (carotides, iliaques), et même certaines
artères viscérales (mésentériques, rénales, pulmonaires)
peuvent se montrer sclérosées. Le cœur est souvent plus
ou moins hypertrophié.

Stürli a déterminé ces mêmes lésions avec la méthylamino-
acétopyrocatéchine ou adrénalone, produit synthétique
très voisin de l'adrénaline, et je les ai moi-même obtenues,
ainsi que l'hypertrophie du cœur, avec la pyrocatéchine (2),
contrairement à Klotz, à qui cette substance n'a donné que
des résultats nuls ou insignifiants.

La remarquable action de l'adrénaline sur le système
artériel devait naturellement conduire à examiner l'état
des capsules surrénales chez les athéromateux. Déjà
j'avais signalé une hypertrophie considérable de ces
capsules dans un cas de sclérose aortique expérimentale
d'origine saturnine, et Bernard et Bigart avaient noté, à
l'examen histologique, des signes de prolifération capsulaire
chez des animaux intoxiqués par le plomb. Depuis lors,
Josué et Bernard, Kolisko, Manicatide et Jianu, Widal et
Boidin, ont retrouvé ces mêmes modifications des surrénales chez plusieurs athéromateux ; Sabrazès et Husnot les
ont observées chez les vieillards ; sur 386 autopsies d'athéromateux, Boinet a noté, dans près du tiers des cas, des signes
d'hypertrophie surrénale, et quelquefois aussi l'hypertrophie
des glandules surrénales accessoires. Wiesel a observé une
forte artériosclérose chez un enfant de deux ans atteint
d'hyperplasie de la substance médullaire des capsules.
Enfin Cesari et Panisset ont observé, dans l'espèce bovine,
plusieurs cas d'athérome aortique avec athérome de la
veine cave strictement limité à l'embouchure de la veine
surrénale. On peut en rapprocher la fréquence relative

(1) On peut les obtenir aussi, quoique moins facilement, par injections sous-cutanées, intratrachéales, intrapleurales, intrapérito-
néales, et même par ingestion.
(2) L'action de l'adrénaline et de la pyrocatéchine, rapprochée
de celle du phénol, de la phényléthylamine et du paracrésol, semble
devoir faire attribuer un rôle assez important aux corps de la série
aromatique. D'autre part, les recherches de Barger et Dale ont
montré une étroite analogie de composition entre l'adrénaline et le
principe actif de l'ergot de seigle.

des adénomes surrénaux dans la néphrite interstitielle (Pilliet, Letulle, Oppenheim, Aubertin et Ambard, Vaquez, Lemaire, Froin et Rivet, Parkes Weber). Boinet a remarqué que l'hyperplasie surrénale des athéromateux est plus accusée en cas de néphrite interstitielle concomitante. Plus récemment, Schur et Wiesel, Kaufmann et Mannaberg, Goldzieher et Molnar, Eichler, Pal, Comessati, A. Fränkel, Tornai, dans la sclérose rénale ou après l'extirpation des reins, Reicher dans la néphrite expérimentale a frigore ou par le nitrate d'urane, ont constaté l'accumulation d'adrénaline dans le sang. Il est vrai que la réaction de Meltzer-Ehrmann, (action mydriatique du sérum sur l'œil énucléé de la grenouille) s'obtient également avec d'autres substances (pyrocatéchine, hydroquinone, acide salicylique, rénine de Tigerstedt et Bergmann, etc.), mais elle est beaucoup plus marquée avec l'adrénaline (1).

Partant de ces données, un certain nombre d'auteurs en sont venus à attribuer l'artériosclérose (ou du moins l'athérome) à un excès de fonctionnement des capsules, dû lui-même à l'action des différentes causes physiques, nerveuses (2), toxiques ou infectieuses qui ont été énumérées plus haut.

A cette théorie on a fait diverses objections. Tout d'abord, on a contesté, surtout en Allemagne, l'identité des lésions artérielles de l'adrénaline avec l'athérome. Mais la prolifération de l'endartère, la dégénérescence hyaline, la calcification, qu'elle détermine, sont au nombre des lésions fondamentales de l'athérome; l'adrénaline peut produire une sclérose des artérioles qui ne diffère en rien de l'artériosclérose commune ; enfin les lésions qu'elle détermine sont absolument semblables à celles que produisent certaines toxines microbiennes. L'objection précédente ne me paraît donc pas fondée.

Les auteurs allemands contestent également que les lésions artérielles de l'adrénaline soient dues à l'hypertension. Biland n'a noté, chez les animaux soumis aux injections d'adrénaline, aucun parallélisme entre l'élévation de la pression et le degré des altérations vasculaires. A la suite d'injections même très répétées d'adrénaline, il n'a jamais observé (contrairement à Josué) d'élévation persistante de la tension, même chez les animaux atteints de lésions artérielles très accusées. Enfin l'injection simultanée de substances hypotensives ne semble guère empêcher ni même atténuer ces lésions (3). Celles-ci devraient donc être attri-

(1) Quant aux réactions chimiques (avec le perchlorure de fer, le sublimé, l'acide iodique, etc.), leur spécificité n'est pas non plus suffisamment démontrée.

(2) L'émotion, en agissant sur le sympathique, augmenterait la sécrétion d'adrénaline, d'après les expériences de Cannon et de la Paz.

(3) Voy. au *Traitement* les expériences correspondantes.

buées soit à une action nécrosante directe de l'adrénaline
(atteignant spécialement le tissu musculaire des artères et
du cœur, mais se manifestant aussi sur les reins, par
exemple), soit à son action sur les vasa vasorum.

Cette dernière pathogénie surprend un peu, de la
part d'auteurs (Erb junior, Lissauer, Ziegler) pour
qui l'action de l'adrénaline se bornerait aux gros vaisseaux, épargnant les artérioles. Et d'ailleurs ces mêmes
auteurs sont bien obligés de faire intervenir, pour expliquer
l'hypertrophie du cœur, les poussées d'hypertension dues à
l'adrénaline. En réalité, l'athérome expérimental se produisant d'autant plus facilement que la substance employée a une action plus nettement hypertensive, le rôle de
l'hypertension ne me paraît pas contestable. Il s'agit seulement de savoir si cette hypertension est bien d'origine
surrénale, et si elle est la condition sine qua non de toute
artériosclérose.

Ce qu'on peut faire valoir contre la théorie capsulaire,
c'est, d'une part, l'inconstance de l'hyperplasie surrénale
dans l'athérome (Pal, Babès, Hornowski et Nowicki ; Lan-
dau a même observé l'atrophie des capsules) et, d'autre
part, le fait que cette hyperplasie n'a généralement été
constatée que dans la substance corticale (1) : or c'est dans
la substance médullaire que prédomine le principe vaso-
constricteur (2), tandis que la substance corticale a surtout des
propriétés antitoxiques (3) ; en outre, c'est dans l'enfance que
les capsules surrénales sont proportionnellement le plus
développées, c'est-à-dire à l'âge où l'artériosclérose est ex-
ceptionnelle. Enfin Bröking et Trendelenburg n'ont pas
trouvé d'excès d'adrénaline dans le sang des artérioscléreux.
Il semblerait donc plus logique d'interpréter, avec Aubertin
et Ambard, d'Alessandro, l'hyperplasie surrénale dans le sens
d'une réaction contre l'influence toxique qui a causé les lésions artérielles. Mais on peut également se demander, ainsi
que je l'ai discuté ailleurs, si elle ne doit pas être considérée,
de même que l'hypertrophie du cœur, comme un phénomène
d'adaptation, tendant à maintenir le tonus cardio-artériel
menacé de fléchir sous l'influence de l'hypertension passive

(1) Cependant Wiesel a vu l'hyperplasie prédominer dans la
substance médullaire, et Bainbridge et Parkinson, puis Nowicki, y
ont constaté une réaction chromaffine particulièrement intense.

(2) Josué et Bloch ont reconnu à la substance corticale un pouvoir
hypertenseur, et Kawashima y a démontré la présence d'adrénaline.
Mais, d'après Abelous, Soulié et Toujan, la substance médullaire est
environ sept fois plus riche en adrénaline que la substance corticale.
Il pourrait se faire, il est vrai, que l'adrénaline sécrétée par la seconde
s'accumulât dans la première.

(3) Dopter et Gouraud, Marassini, Castaigne et Rathery, Darré,
en produisant chez le lapin des lésions rénales unies ou bilatérales,
ont déterminé une hyperplasie de l'écorce surrénale analogue à celle
de la sclérose rénale humaine.

d'origine rénale. Wiesel, Gaillard, Baduel ont soutenu une opinion analogue.

En tout cas, le rôle des capsules, si on l'admet, ne saurait être exclusif. Étant donné que la thyroïdectomie expérimentale semble pouvoir déterminer l'artériosclérose (Rosenblatt, von Eiselsberg, Pick et Pineles, Kishi), que celle-ci a été signalée (ainsi que la néphrite interstitielle) dans le myxœdème (1), même chez l'enfant (Marfan et Guinon, Bourneville, Haushalter et Jeandelize), et que la suppression de la fonction ovarienne (2) paraît la favoriser, il semble que toute une série de glandes closes (surrénales, hypophyse (3) thyroïde, ovaires, etc.) puissent jouer un rôle dans sa production. Il est même fort possible que toutes soient capables d'y contribuer dans une certaine mesure, suivant les cas, les unes par excès, les autres par insuffisance de fonctionnement. Mais l'importance de leur rôle et les conditions exactes dans lesquelles il s'exerce restent encore indécises.

D'ailleurs la solution de ces problèmes ne préjuge pas celle de la question d'ordre plus général que nous nous sommes posée : l'hypertension — quelle qu'en soit l'origine — est-elle la condition de toute artériosclérose ? Je ne crois pas qu'on puisse être aussi exclusif. D'abord, comme nous le verrons, l'hypertension est inconstante dans l'artériosclérose, même à un stade précoce, bien avant la phase d'insuffisance cardiaque. L'artériosclérose fait défaut dans certaines scléroses rénales à tension très élevée, tandis qu'elle accompagne des néphrites hydropigènes à tension bien moins haute. Et puis les causes de l'artériosclérose sont loin d'être toutes des facteurs d'hypertension. Par exemple, si le travail musculaire élève la pression artérielle, Potain et Karrenstein ont

---

(1) D'après Revilliod et Minnich, l'artériosclérose est incomparablement plus fréquente et plus précoce chez les goitreux.

(2) Nous avons vu plus haut le rôle de la grossesse, pendant laquelle le fonctionnement de l'ovaire est suspendu, et celui de la ménopause. D'après Lortat-Jacob et Laubry, l'ovariotomie favoriserait le développement de l'athérome expérimental. Par contre, malgré les résultats publiés par Lortat-Jacob et Sabaréanu, la castration testiculaire ne m'a pas paru avoir la même influence. C'est aussi la conclusion de Thévenot. Théodosieff, Rénon et Delille, Schenk, ont bien noté une hypertrophie de l'écorce surrénale après la castration (hypertrophie analogue à celle que l'on a constatée dans certains cas de peudo-hermaphrodisme ou d'atrophie utéro-ovarienne), mais Schenk a trouvé que ces glandes contiennent alors moins d'adrénaline qu'à l'état normal. D'après Thévenot, la splénectomie s'opposerait dans une certaine mesure à la production des lésions-artérielles. Cliniquement, l'acromégalie paraît, au contraire, la favoriser.

(3) Les injections répétées d'extrait hypophysaire n'ont rien donné, ou à peu près, à Carraro, Etienne et Parisot.

montré que le surmenage physique l'abaisse (1). Il en est de même du surmenage psychique. L'action hypotensive des toxines tuberculeuses est également bien connue (2). Aussi les auteurs italiens, notamment Ferrannini et Marchand, admettent-ils une artériosclérose par hypotension (3). En tout cas, il me paraît impossible de rattacher à l'hypertension tous les cas d'artériosclérose.

Faut-il pour cela renverser l'ordre des facteurs, c'est-à-dire voir, avec Potain, Lancereaux, Chantemesse, Hayem, dans l'hypertension le résultat des lésions artérielles, et même aller, avec certains auteurs allemands, jusqu'à l'envisager comme un phénomène compensateur, donc salutaire, dû à l'augmentation du travail cardio-artériel, pour surmonter l'obstacle qu'oppose au cours du sang le rétrécissement des artérioles ? La question a autant d'intérêt pratique que théorique, car la conception précédente doit logiquement conduire le médecin à respecter et même à favoriser l'hypertension, au lieu de la combattre.

Si l'on admet cette conception, on ne peut plus guère rattacher l'artériosclérose qu'à l'action directe de diverses substances toxiques. Ainsi s'expliqueraient non seulement l'influence du plomb, du tabac, de l'alcool, des toxines microbiennes, mais encore celle de la goutte (par l'urate de soude), du diabète (par le glycose), du surmenage physique (qui confère au sang une haute toxicité, comme l'ont montré H. Roger et Mosso), des troubles digestifs (par les produits toxiques des fermentations gastro-intestinales).

On doit pourtant se demander — c'est un point trop négligé jusqu'ici — si l'élévation de la viscosité du sang ne peut avoir quelque influence. La plupart des agents hypertenseurs (froid, régime azoté, alcool, adrénaline, etc.) tendent à accroître la viscosité du sang. Normalement, les modifications passagères de cette viscosité sont compensées par l'élasticité artérielle ; mais son élévation permanente doit fatiguer celle-ci, en augmentant le frottement du sang sur l'endartère. Sans doute cette viscosité exagérée du sang, signalée par R. Tissot dans la « présclérose », n'a pas été retrouvée par F. Müller chez les artérioscléreux, mais on se l'explique, si l'on consi-

(1) De même, l'alcool, hypertenseur à petite dose, devient hypotenseur à dose élevée.

(2) Pic et Bonnamour font jouer à la tuberculose fibreuse, avec lésions rénales, un rôle important dans l'étiologie de l'artériosclérose. Je vois plutôt dans la sclérose des artères et celle des tubercules l'effet commun d'une même influence générale.

(3) A la suite de l'ablation de la substance médullaire des capsules, opération qui détermine une forte hypotension, Cioffi aurait obtenu des lésions vasculaires rappelant jusqu'à un certain point celles de l'artériosclérose.

dère, avec Martinet, que la viscosité, augmentée chez les hypertendus pléthoriques (goutteux, diabétiques), tend à s'abaisser, par hydrémie, du] fait de la sclérose artério-rénale.

A côté de ces modifications de l'état physique du sang, on a fait intervenir certaines altérations de sa composition chimique. Ainsi, la calcification de la tunique moyenne a été attribuée à une décalcification sénile des os, avec augmentation de la chaux du sang. Lœper et Béchamp incriminent également un excès de calcium, qu'ils auraient constaté dans la vieillesse, l'athérome, les néphrites (déjà Rumpf et Erben avaient trouvé le sang plus riche en calcium dans l'artériosclérose rénale) ; ils invoquent une appétence spéciale des parois artérielles pour cette substance. Les lésions d'athérome et de calcification seraient plus précoces et plus marquées chez les lapins injectés d'adrénaline quand on leur fait absorber en même temps de la chaux (Lœper et Boveri). Lustig avait déjà prétendu que l'artériosclérose est extrêmement fréquente et précoce dans les contrées où l'eau de boisson se distingue par sa richesse en chaux.

Cette affirmation me paraît bien hasardée. En Champagne, pays essentiellement crayeux, l'artériosclérose n'est pas plus commune qu'ailleurs. La calcification n'est, en effet, qu'un phénomène secondaire ; elle ne se produit qu'à la faveur d'un trouble nutritif local. Il ne faut pas s'imaginer que la chaux soit absorbée et aille se déposer' dans les tuniques artérielles en proportion du taux où elle se trouve dans l'alimentation. Les carnassiers, chez qui l'athérome est rare, consomment abondamment de la chaux, sous forme d'os broyés. D'ailleurs, la présence d'un excès de calcium dans le sang des artérioscléreux n'est pas suffisamment établie : les échanges calcaires sont normaux chez eux, d'après v. Noorden, et même Gaube a trouvé le calcium du sang diminué de 18 p. 100 en moyenne ; Dhéré et Grimmé ont constaté une diminution analogue chez les vieux chiens. Pour J. Teissier, Morel et Thévenot, la teneur du sang en calcium est très constante, et indépendante de l'âge, comme de l'état des artères. Elle ne s'éloigne guère, chez le vieillard, de ce qu'elle est chez l'adulte (Etienne et Robert), et n'est pas plus élevée chez les lapins injectés d'adrénaline, avec ou sans ingestion de chaux (Etienne et Fritsch). Enfin l'existence d'un excès de calcium dans le sang n'est pas à elle seule une cause de lésions artérielles. Etienne et Fritsch font remarquer que l'ostéomalacie, où la décalcification osseuse fait passer dans le sang une grande quantité de chaux, ne s'accompagne pas d'athérome. Bien plus : elle s'améliore par l'adrénaline.

On pourrait donc tout au plus admettre qu'un excès de chaux favorise la calcification secondaire; mais celle-ci n'aggrave nullement la lésion primitive. Rosenbach et Josué l'ont même représentée comme un processus de consolidation de la paroi artérielle. Sans aller aussi loin, car une paroi calcifiée reste singulièrement friable, je dirai que la calcification est à peu près indifférente, les sels calcaires ne faisant que se substituer aux éléments dégénérés.

Ce n'est pas l'excès de calcium, mais l'excès de cholestérine, caractéristique de l'arthritisme, qu'il faudrait incriminer d'après Lemoine. Il aurait trouvé cette substance en quantité très notable dans des parois artérielles simplement sclérosées. Cette théorie me paraît passible des mêmes reproches que la précédente : le dépôt de cholestérine n'est pas primitif, mais secondaire ; il est le résultat, non la cause, du trouble nutritif de la paroi. Grigaut n'a trouvé, dans le sérum des athéromateux, qu'un taux normal de cholestérine.

En résumé, je crois qu'aucune théorie exclusive ne saurait résister à l'examen des faits. Que l'artériosclérose soit due dans bien des cas à l'élévation persistante de la pression artérielle, qu'elle puisse surtout succéder à des poussées brusques, fortes et répétées d'hypertension, suivies d'hypotension (1), conditions soumettant les parois artérielles à une sorte de gymnastique qui les surmène, cela ne me paraît guère douteux. Et, réciproquement, il me semble plus évident encore que l'artériosclérose, étendue à un grand nombre de petits vaisseaux, surtout d'un territoire où la circulation artérielle joue un rôle aussi prépondérant que dans le rein, a pour conséquence obligée une exagération de la tension vasculaire, d'abord par elle-même, et ensuite par l'hypertrophie du cœur qu'elle entraîne. Les lésions artérielles peuvent donc être à la fois cause et effet de l'hypertension (2). Mais, d'autre part, je crois que certains cas d'artériosclérose, notamment d'artériosclérose diffuse, étendue à un grand nombre de petits vaisseaux, peuvent s'expliquer par l'action directe d'un agent toxique, ou par celle

(1) D'après Mironescu, si l'on fait suivre l'action de l'adrénaline de celle d'une substance hypotensive (l'euphthalmine, du groupe de l'atropine), on obtient des lésions artérielles bien plus accusées qu'avec l'adrénaline seule, ce qu'il attribue au passage brusque d'une pression élevée à une pression basse. A mon avis, ce mécanisme explique la plupart de ces cas que nous verrons plus loin, dans lesquels l'association à l'adrénaline d'une substance hypotensive (iode, nitrite d'amyle, etc.), n'a fait qu'exagérer les lésions.

(2) De même, si le cœur subit le contre-coup de l'artériosclérose, il pourrait à son tour contribuer à la déterminer par l'intermédiaire des fréquentes oscillations de pression résultant, par exemple, de l'insuffisance aortique ou de palpitations nerveuses (Josué). Ainsi s'expliqueraient peut-être les lésions de sclérose artérielle fréquemment observées dans le goitre exophtalmique. A la suite de l'insuffisance aortique expérimentale, chez le chien, Thoma a constaté, au bout de deux ou trois ans, une artériosclérose diffuse.

d'un trouble général des échanges, en l'absence d'hypertension. De même, celle-ci ne paraît pas être la conséquence obligée de toute artériosclérose : lorsque les lésions artérielles sont peu accusées ou bornées à un petit nombre de vaisseaux, on conçoit que la pression artérielle se trouve peu modifiée. Enfin il est possible que, dans certains cas, hypertension et intoxication combinent leur influence (1), la première créant mécaniquement des *locus minoris resistentiæ* au niveau desquels se fera sentir avec une intensité particulière l'effet des agents toxiques.

Comment des causes aussi générales que l'hypertension ou l'intoxication peuvent-elles rendre compte de lésions aussi irrégulièrement réparties et parfois même aussi étroitement localisées que celles de l'artériosclérose ? On se l'explique en songeant, d'une part, à l'indépendance relative des circulations locales, d'autre part, à la prédisposition morbide, héréditaire ou acquise, de tel ou tel vaisseau, aux causes d'appel sur tel ou tel territoire vasculaire (2), aux voies d'absorption et d'élimination variables des agents toxiques, à leur affinité spéciale pour certains organes, à la durée variable de leur action, etc.

IV. — SYMPTOMES

Rien n'est plus artificiel qu'un tableau d'ensemble des diverses manifestations cliniques de l'artériosclérose. Si l'on

(1) Moritz a déterminé des lésions artérielles en associant à l'élévation purement mécanique de la tension (par compression de l'aorte abdominale) l'action de substances toxiques, telles que la gomme-gutte. D'ailleurs l'action de l'adrénaline ne peut être invoquée exclusivement à l'appui de la théorie mécanique, car cette substance agit également sur les échanges, ainsi que l'atteste l'hyperglycémie qu'elle détermine. D'après les expériences de Falk, si certaines substances toxiques (huile de croton, gomme-gutte, toxine staphylococcique) favorisent l'action de l'adrénaline sur les parois artérielles, cette action peut être empêchée ou atténuée par d'autres substances (faibles doses de jeunes cultures de staphylocoque doré, de protéines staphylococciques ou pyocyaniques, ou d'essence de térébenthine). Ces dernières substances étant douées de propriétés chimiotactiques positives, il semble que la leucocytose s'oppose à la production des lésions artérielles de l'adrénaline. Falk pense qu'une irrigation lymphatique très active doit avoir le même effet, et ainsi s'explique peut-être l'action de l'iode.

(2) Ainsi le tabagisme, qui agit volontiers sur l'aorte, semble frapper de préférence les artères des extrémités lorsque son action se combine à celle du froid prolongé. De même, Ott a reproduit expérimentalement, chez le chien, l'artériosclérose intestinale en combinant à la castration et aux injections d'adrénaline l'ingestion de phosphate de chaux à haute dose et de diverses substances irritantes (poivre d'Espagne, essences de cannelle et de cubèbe).

considère, en effet, qu'elle peut prédominer ou même se localiser exclusivement sur l'aorte, les artères des membres, ou celles de tel ou tel viscère, et déterminer, suivant les cas, soit un simple rétrécissement, soit une oblitération sur place (thrombose) ou à distance (embolie), soit une dilatation, soit enfin une rupture vasculaire, chacune de ces conséquences donnant lieu à un tableau clinique différent, on conçoit que rien ne se ressemble moins à première vue que deux cas donnés d'artériosclérose. Tel artérioscléreux est un cardiaque, tel autre un cérébral, alors que le troisième est un rénal, qu'un quatrième n'a rien de viscéral, mais seulement des troubles circulatoires dans un membre. Non seulement les troubles fonctionnels sont des plus variables, mais les signes physiques tirés de l'examen du cœur et des artères accessibles à nos moyens d'investigation présentent d'un cas à l'autre de grandes différences ; ils peuvent même manquer à peu près complètement lorsque l'artériosclérose se localise à certains organes, comme le cerveau.

Ces réserves faites, je passerai successivement en revue les signes physiques et les troubles fonctionnels.

Signes physiques. — CŒUR ET AORTE. — La fréquence des battements cardiaques est ordinairement normale ou un peu diminuée chez les artérioscléreux, conformément à la loi de Marey, qui admet une relation inverse entre la tension artérielle et la fréquence des pulsations ; mais on ne compte plus les exceptions à cette règle beaucoup trop absolue. En tout cas, une accélération des battements du cœur est loin d'impliquer nécessairement une lésion de cet organe ; elle peut se rattacher à un simple trouble fonctionnel plus ou moins passager.

Huchard insiste sur la stabilité relative du pouls des artérioscléreux, dont la fréquence varierait moins qu'à l'état normal par le passage du décubitus à la station debout. Vaquez n'a pas retrouvé cette particularité.

L'examen du cœur permet généralement de constater les signes de l'hypertrophie du cœur gauche, plus accentuée en cas d'aortite ou de sclérose rénale : forte impulsion précordiale, abaissement de la pointe, extension de la matité cardiaque vers la gauche, accentuation du premier bruit, etc. Il faut y joindre le bruit de galop gauche, signe inconstant et souvent intermittent, particulièrement fréquent dans la sclérose rénale, et dont la pathogénie et la signification exactes sont encore assez obscures. D'après Potain et Cuffer, dans la sclérose aortique sans sclérose rénale, le bruit surajouté serait plutôt postsystolique que présystolique.

On constate en même temps l'accentuation du second bruit au foyer aortique (1) (et en arrière, d'après Friedmann,

---

(1) Boy-Teissier recommande l'auscultation rétro-sternale, avec le stéthoscope enfoncé derrière la poignée de l'os.

sur une ligne allant de l'angle de l'omoplate gauche à l'apophyse épineuse de la septième dorsale). Cette accentuation (bruit sec, claqué, ou « en coup de marteau »), dépendant de l'hypertension artérielle, peut manquer avec celle-ci, ou être plus ou moins masquée par l'emphysème. Dans certains cas, le second bruit n'est pas seulement plus fort : il est altéré dans son timbre, qui devient tympanique, parfois même métallique. C'est là un signe d'aortite chronique. Le second bruit peut encore être remplacé par un souffle, lorsque la dilatation de l'aorte ascendante a entraîné l'insuffisance des valvules.

On peut trouver également un souffle systolique au même foyer, quelquefois même en arrière, immédiatement à gauche de la colonne dorsale (Jaccoud). Enfin il n'est pas exceptionnel d'entendre soit un souffle d'insuffisance mitrale, soit même le rythme particulier du rétrécissement mitral, par suite d'une sclérose de la valvule analogue à celle des artères (Huchard). De même, la sclérose de l'artère pulmonaire pourrait donner lieu à un souffle au foyer correspondant.

Quant à l'exagération de la déviation normale de la pointe du cœur vers l'aisselle gauche dans le décubitus de ce côté, considérée par divers auteurs allemands (Traube, Curschmann, etc.) comme un signe de sclérose avec dilatation de l'aorte ascendante (ce qui s'expliquerait par l'allongement du vaisseau), elle paraît sans grande valeur ; Cherchewsky a même observé le phénomène opposé (qu'on peut expliquer par la diminution d'élasticité de l'aorte).

L'allongement de l'aorte ascendante permet parfois de sentir directement les battements exagérés de la crosse, immédiatement derrière la fourchette sternale.

La percussion montre également, en cas de dilatation cylindroïde de l'aorte ascendante, l'augmentation en largeur de la matité aortique, qui dépasse le bord droit du sternum. Mais, d'après Cherchewsky et Rondot, l'aortite serait décelable, à un stade plus précoce, par la suppression des variations de calibre que subit normalement l'aorte ascendante sous l'influence de certaines excitations (percussion sternale ou épigastrique). Enfin la simple pression du doigt à la partie interne du second espace intercostal gauche, provoque, dans certains cas, une sensation douloureuse.

L'aortite abdominale donne lieu à des battements épigastriques très accentués ; le palper sur le trajet du vaisseau et même des iliaques éveille une douleur parfois syncopale (J. Teissier). On peut même quelquefois, ainsi que nous l'avons constaté après J. Teissier, apprécier, chez les sujets maigres, l'élargissement, la déviation en arc de cercle à concavité gauche et la mobilité anormale de l'aorte.

Artères périphériques. — L'examen des artères accessibles à l'inspection et surtout au palper peut fournir toute une série de renseignements. Les pulsations exagérées de ces artères, et notamment des carotides et des sous-clavières, s'observent surtout dans l'aortite ; d'autre part, de l'allongement de l'aorte peut résulter une élévation de la sous-clavière droite, qui bat non plus en arrière mais au-dessus de la clavicule. Enfin l'induration des artères elles-mêmes, par exemple de l'humérale ou de la crurale, rend leurs battements plus apparents et leurs changements de forme aisément appréciables à la simple inspection. Outre les artères précédentes, l'axillaire, la cubitale et la radiale, la poplitée, la tibiale postérieure derrière la malléole interne, et même la pédieuse, la temporale superficielle (dont le caractère flexueux n'a à lui seul aucune valeur), sont plus ou moins aisément accessibles au palper.

Mais, de toutes ces artères, c'est la radiale qui, en raison de sa situation superficielle et au-devant d'un plan résistant, offre à l'exploration les plus grandes facilités. En promenant doucement la pulpe des doigts sur son trajet, on peut apprécier exactement sa forme, son volume, sa consistance. Tantôt elle offre seulement au doigt une résistance exagérée, qui n'est pas à elle seule un signe suffisant de sclérose, car elle peut être due à l'hypertrophie ou même à un état de contraction de la tunique moyenne (O.Müller, Fischer et Schlayer, Krehl, Hamburger) ; tantôt elle se montre flexueuse, raboteuse, dilatée par places, de consistance rigide ou même pierreuse (radiale *en trachée d'oiseau, en chapelet, en tuyau de pipe*).

Le pouls, quelquefois ample et dépressible, est, le plus souvent, dur et serré. Il n'est pas toujours égal des deux côtés, des plaques de sclérose (situées sur l'aorte ou plus en aval) pouvant diminuer l'afflux sanguin d'un côté et non de l'autre. Nous verrons, dans cet ordre d'idées, les renseignements que peut fournir l'exploration systématique des artères des membres, notamment de celles du pied, dans les cas de claudication intermittente. Quant à l'exagération du retard normal du pouls radial sur la systole cardiaque, Tripier et Roque en contestent la réalité.

Une compression modérée détermine parfois la production d'un frémissement cataire, notamment au niveau de l'aorte abdominale (Litten), et Cappiello a décrit comme signe d'artériosclérose une sensation de souffle ou de fourmillement dans la paume de la main succédant à la compression de la radiale. Enfin le double souffle crural, considéré par Duroziez comme pathognomonique de l'insuffisance aortique, peut s'observer, en l'absence de celle-ci, chez certains athéromateux (Colrat et Tripier). Mais tous ces signes n'ont que peu de valeur.

Le tracé sphygmographique, assez caractéristique (en l'absence d'une complication telle que l'insuffisance aortique ou l'asthénie cardiaque), montre successivement : 1° une ligne ascendante brusque, assez longue, généralement rectiligne et verticale, quelquefois cependant saccadée ou légèrement oblique (en effet, l'artère, ayant perdu de son élasticité, subit de la part de l'ondée sanguine une distension brusque et exagérée) ; 2° au lieu du sommet aigu habituel, un sommet brusquement arrondi ou même un plateau assez long, horizontal ou légèrement ascendant (l'artère est, en effet, incapable de réagir immédiatement contre sa distension) ; 3° une ligne de descente oblique et prolongée (l'artère se rétractant lentement), avec absence presque complète de dicrotisme.

Quant à la détermination de la tension artérielle (1), elle montre, en général, une élévation plus ou moins marquée : par exemple, au lieu de la moyenne de 16 à 17 (14 à 19) centimètres de mercure (2), pour la pression systolique maxima, on trouve 20, 22, 24, plus rarement 26 ou 28, et même 30 à 32. Cette hypertension est permanente ; elle se retrouve, à de faibles oscillations près, lors d'examens successifs (3). Toutefois la constance de cette hypertension dans l'artériosclérose (en l'absence d'insuffisance cardiaque), admise par Potain et v. Basch, est battue en brèche par bon nombre d'auteurs, surtout allemands. Dunin ne trouve d'hyperten-

(1) Les appareils destinés à mesurer la tension artérielle procèdent de deux méthodes, dont l'une est fondée sur la suppression du pouls en aval de la partie comprimée, tandis que l'autre enregistre les oscillations de la paroi artérielle au niveau même de la compression. De la première méthode s'inspirent les sphygmomanomètres de v. Basch, de Potain, celui de Riva-Rocci, modifié par v. Recklinghausen, le sphygmotonographe de Jaquet, le sphygmosignal de Vaquez, etc., et accessoirement le tonomètre de Gärtner, destiné à mesurer la pression artério-capillaire. On peut leur reprocher soit (pour certains d'entre eux) une appréciation trop subjective de la disparition du pouls, soit surtout de ne se prêter, pour la plupart, qu'à la détermination de la pression systolique maxima. En revanche, les appareils fondés sur la méthode oscillatoire (tonographe de v. Recklinghausen, appareils de Uskow, Wybauw, Korotkow, sphygmométroscope d'Amblard, sphygmoscope de Pal, et surtout oscillomètres phygmométrique de Pachon), permettent de déterminer également la pression diastolique minima, et d'obtenir ainsi l'écart entre les deux pressions, ou pression du pouls. (Les expressions de tension systolique et diastolique se rapportent, bien entendu, à la systole et à la diastole *cardiaques*.)

(2) Ces chiffres se rapportent au sphygmomanomètre de Potain, le plus employé en France. La plupart des autres appareils donnent des chiffres sensiblement inférieurs (11 à 15), qui paraissent plus exacts. Il ne faut pas oublier, d'ailleurs, que la tension artérielle normale varie dans des limites assez étendues suivant les sujets, le genre de vie, etc.

(3) C'est là un point important, car toute une série d'influences, notamment l'émotion, peuvent élever passagèrement la tension artérielle.

sion que dans 79 p. 100 des cas, Grödel dans 45 p. 100, Strasburger dans 46 p. 100. En l'absence de sclérose rénale, d'après Hirsch, Romberg, Sawada, d'artériosclérose mésentérique, d'après Hasenfeld, la tension resterait normale dans la grande majorité des cas (87,7 p. 100, d'après Sawada). Dunin la trouve même quelquefois un peu abaissée. Krehl, Geisböck, Devoto,Ferrannini et Ciuffi, Wiesel, J. Teissier, Etienne et Parisot,obtiennent des résultats analogues (1).

En somme, l'hypertension (comme l'hypertrophie cardiaque, qui lui est liée plus ou moins étroitement) s'observe surtout dans la sclérose des artérioles rénales, puis dans celle de l'aorte (2). Sa constatation, à l'état permanent, n'en garde pas moins une grande valeur pour le diagnostic de certains cas d'artériosclérose ; il faut seulement savoir que celle-ci peut exister en l'absence d'hypertension.

J. Teissier a montré que la localisation ou l'inégalité de distribution des lésions artérioscléreuses ont pour corollaires des hypertensions localisées ou inégales suivant les départements vasculaires. C'est ainsi qu'on peut trouver une tension relativement plus élevée sur la temporale ou la pédieuse que sur la radiale (3), et d'un côté seulement. D'après J. Teissier, la prédominance relative de l'hypertension sur la temporale serait un signe d'artériosclérose du segment céphalique (cerveau) (4), tandis que, sur la radiale, elle traduirait l'artériosclérose du segment moyen

(1) Un cas d'àrtériosclérose intestinale avec hypotension, observé par Wiesel, semble s'expliquer par l'artériosclérose des surrénales et leur atrophie.

(2) Expérimentalement, on peut lier la carotide ou plusieurs grosses artères des membres, ou même l'aorte au dessous des artères splanchniques, sans déterminer d'hypertension appréciable, tandis que la ligature des artères splanchniques ou de l'aorte au-dessous du diaphragme élève considérablement la pression. Il en serait de même de celle des artères splanchniques. Cependant Longcope et Mac Clintock, par la compression permanente du tronc cœliaque et de la mésentérique supérieure, n'ont obtenu ni hypertension constante et persistante, ni hypertrophie du cœur, même après plusieurs mois.

Quant à l'hypertension d'origine aortique, elle a été attribuée assez hypothétiquement par Bittorf à l'altération secondaire du nerf dépresseur de Cyon, tandis qu'Oguro tend à voir dans ces altérations nerveuses la cause des lésions artérielles.

(3) D'après Potain, on trouverait 3 à 4 centimètres de moins à la pédieuse qu'à la radiale, et 3 à 5 de moins à la temporale qu'à la pédieuse. Mais v. Recklinghausen n'a pas trouvé de différence bien appréciable entre la radiale et la pédieuse, et Gumprecht a obtenu des résultats variables.

(4) D'après Max Lœwy, des différences notables de pression dans la temporale, suivant l'attitude de la tête (extension ou flexion), indiqueraient un état pathologique de la circulation artérielle cervico-céphalique. Rubino a proposé de mesurer la tension sanguine

(aorte thoracique, coronaires, etc), et, sur la pédieuse, celle du segment sous-diaphragmatique (aorte abdominale et ses branches). Pour Sihle, l'augmentation persistante de la différence normale de pression (3 à 4 cent.) entre l'humérale et la digitale serait un signe d'artériosclérose. Cependant, d'après Secchi, l'hypertension relative de la pédieuse, envisagée comme signe d'aortite abdominale, ne serait ni constante ni pathognomonique.

Quant à la tension diastolique minima, sur la valeur de laquelle a insisté surtout Strasburger, normalement inférieure de 3 à 5 centimètres à la pression systolique maxima, elle se montre, elle aussi, plus ou moins élevée dans l'artériosclérose. Elle fournit par elle-même, et surtout par sa comparaison avec la pression systolique, des renseignements intéressants sur l'ensemble des conditions circulatoires.

Il ne faut pas, cependant, demander à l'étude de la tension artérielle des conclusions trop précises. Cette tension est le produit complexe d'une série de facteurs (élasticité et tonus de l'artère examinée, résistance artério-capillaire, force du cœur, masse et viscosité du sang, etc.), dont il n'est pas encore possible de dissocier et de doser l'influence, malgré certaines formules qui n'ont de rigoureux que l'apparence, et dont Sahli, Janowski et Gallavardin ont très justement fait la critique (1).

L'ophtalmoscope permet de constater la sclérose des artères de la rétine, qui se montrent épaissies, tortueuses, et parsemées de taches d'un blanc grisâtre. Ces altérations s'observeraient, d'après Rählmann et Marple, dans la moitié au moins des cas d'artériosclérose ; l'examen ophtalmoscopique faciliterait donc le diagnostic précoce de celle-ci. Bruner et Ballantyne s'expriment dans le même sens.

Nous verrons plus loin les services que peut rendre la radioscopie.

Habitus extérieur. — Aux renseignements précédents, tirés de l'exploration du cœur et des artères, viennent se joindre ceux que fournit l'aspect général du malade. L'artérioscléreux donne assez souvent une impression de sénilité anticipée ; il est amaigri, a le teint pâle, terne, gris jaunâtre, la peau amincie, sèche et flétrie, une calorification peu active. Mais c'est là un habitus qui n'a rien de caractéris-

dans l'artère rétinienne d'après le degré de compression qu'il faut exercer sur le bulbe oculaire pour produire l'ischémie rétinienne. On obtiendrait ainsi, en raison de la communauté d'origine et d'innervation des vaisseaux de l'œil et du cevrveau (F. Franck), un renseignement important sur l'état de la pression dans le polygone de Willis.

(1) C'est ainsi que, pour Kisch jun., la pression maxima renseigne surtout sur la force cardiaque, et la pression du pouls sur l'état des résistances périphériques, tandis que Martinet soutient une opinion diamétralement opposée.

tique et peut se rencontrer dans des circonstances diverses ;
il n'est d'ailleurs nullement constant, et certains artérioscléreux, les goutteux notamment, offrent un teint coloré et
un embonpoint normal ou même exagéré.

Troubles fonctionnels. — Tels sont ce qu'on pourrait
appeler les principaux *stigmates* de l'artériosclérose. Quant
aux troubles qu'elle peut entraîner du côté des différents
organes et appareils de l'économie, ils sont des plus variés,
non seulement dans leur expression symptomatique —
ce qu'il est aisé de prévoir, étant donné la diversité des organes
susceptibles d'être atteints (1) — mais encore dans leurs
conditions d'apparition et leur évolution, ce à quoi l'on
peut moins s'attendre. Il semblerait, en effet, que ces troubles
dussent être proportionnels à l'intensité des lésions artérielles, et participer, dans leur évolution, à la chronicité
de celles-ci. Or il est bien loin d'en être toujours ainsi. Il y a
à cela plusieurs raisons.

D'abord une question de terrain, local ou général. Un
même organe, comme le cerveau, n'a pas la même valeur
fonctionnelle ni la même résistance chez tous les individus.
Sous une influence congénitale ou acquise (alcoolisme, par
exemple), il peut être plus vulnérable chez l'un que chez
l'autre, et souffrir chez le premier d'une ischémie qui lui
permettra encore de fonctionner suffisamment chez le
second. D'autre part, un terrain névropathique favorise
la production des phénomènes vaso-moteurs, dont nous verrons plus loin le rôle important.

A côté de l'influence du terrain se place celle d'une série
de facteurs intercurrents : marche, efforts, digestion, émotions, froid, traumatismes, tabac, alcool, etc., influence qui
peut agir suivant deux modes : soit en imposant à l'organe
(ou au membre) un travail auquel la réduction de son irrigation sanguine et de la capacité d'accommodation de ses
vaisseaux ne lui permet plus de suffire, soit en produisant
des troubles vaso-moteurs dont l'action vient se superposer
à celle des lésions artérielles.

C'est qu'en effet, si les réactions vasculaires sont insuffisantes au niveau des segments artériels lésés, que leur
diminution d'élasticité soustrait plus ou moins à l'action
régulatrice des vaso-moteurs (2), elle peuvent se trouver
exagérées ailleurs. Ces troubles vaso-moteurs agissent généralement dans le même sens que les lésions artérielles, c'est-
à-dire dans le sens de la sténose et, par suite, de l'ischémie ;
sans doute aussi ils peuvent contribuer à déterminer ces

(1) Ainsi, de grosses lésions d'athérome aortique peuvent rester
latentes, tandis que des lésions très localisées d'artériosclérose
viscérale détermineront de graves accidents.

(2) Cette diminution de la faculté d'accommodation des vaisseaux a
été démontrée avec le pléthysmographe par **Romberg** et O. **Müller**.

crises d'hypertension décrites par Pal sous le nom de *crises vasculaires*. Toutefois, si la vaso-constriction est le fait habituel, il s'agit parfois aussi de phénomènes inverses, c'est-à-dire de phénomènes congestifs, par vaso-dilatation (Potain). Ce fait ne doit pas être perdu de vue, non seulement pour rendre compte de certains symptômes au premier abord inattendus, mais encore au point de vue thérapeutique. En tout cas, l'importance des phénomènes vaso-moteurs surajoutés rend bien compte de la fugacité, de la mobilité, de certains troubles fonctionnels.

J'étudierai ceux-ci successivement au cours de l'aortite, de l'artérite des membres, enfin de l'artériosclérose viscérale.

AORTE. — L'athérome aortique, même assez accentué, peut ne donner lieu à aucun trouble fonctionnel appréciable. En revanche, l'aortite thoracique diffuse se traduit par une sensation de poids, de barre transversale dans la région sternale (ou, plus rarement, dorsale), avec exagération possible à certains moments sous forme d'accès d'angine de poitrine. On lui attribue également des accès de palpitations provoqués ou accrus par les efforts, des crises de pseudo-asthme, la dyspnée d'effort, mais ce sont là des manifestations beaucoup moins caractéristiques. Quant aux symptômes résultant d'une compression des organes voisins, ils sont aussi rares dans la dilatation cylindroïde de l'aorte que communs dans l'anévrysme.

On a rattaché à l'aortite abdominale (ainsi qu'à la sclérose du tronc cœliaque) certaines douleurs sus- ou péri-ombilicales profondes, de caractère variable (barre, tension, crampe, éclatement, écrasement, brûlure, élancement, etc.), survenant par crises de quelques minutes à une heure et plus. Ces crises pseudo-gastralgiques, souvent très répétées, avec angoisse et tendance lipothymique, ballonnement ou, plus rarement, rétraction de la région, quelquefois aussi vomissements, auraient ceci de particulier qu'elles ne sont guère influencées par l'alimentation (sauf en cas de repas trop copieux ou d'aliments indigestes), mais éclatent à la suite des efforts ou des émotions, et cèdent au strophantus et à la théobromine. Exceptionnellement on les a vues aboutir rapidement à une issue fatale.

Mais l'aortite ne se borne pas toujours à déterminer des troubles fonctionnels locaux ou de voisinage. Il n'est pour ainsi dire pas un territoire vasculaire de l'économie qui ne puisse subir le contre-coup des lésions de ce tronc commun des artères. Le mécanisme de ces troubles est variable. Tantôt c'est une plaque d'athérome qui rétrécit, à son origine, la lumière d'une des artères issues de l'aorte : coronaires, tronc brachiocéphalique, carotide ou sous-clavière gauches. De là des conséquences faciles à prévoir : angine de poitrine, pouls plus faible sur l'artère atteinte et ses branches, vertiges, lipothymies, fatigue facile, ou engourdissement avec parésie du membre supérieur, etc. Tantôt il y a oblitération vasculaire. Celle-ci peut siéger sur l'aorte elle-même, vers l'extrémité de sa portion abdominale : il en résulte, vu l'évolution progressive de cette thrombose, une claudication intermittente, puis un engourdissement permanent des membres inférieurs, aboutissant plus ou moins rapidement à la paraplégie, quelquefois même à la gangrène (celle-ci n'est cependant pas fatale : quand les iliaques sont restées perméables, une circulation collatérale suffisante peut s'établir) (1). Beaucoup plus souvent, l'oblitération s'observe soit à l'origine d'une des artères issues de l'aorte, soit surtout à distance : elle est alors le résultat d'une embolie. Celle-ci peut intéresser soit la carotide (vertiges, lipothymies, quelquefois attaques épileptiformes, et même ramollissement cérébral), soit la sylvienne ou une de ses branches (ramollissement cérébral), l'artère centrale de la rétine (cécité brusque), soit la sous-clavière ou une artère sous-jacente (douleur assez vive, ou seulement engourdissement, refroidissement, paralysie et même atrophie du membre, plus rarement gangrène), soit un tronc artériel du membre inférieur (mêmes conséquences), soit une artère de la rate, du rein, de l'intestin, avec les symptômes des infarctus correspondants (ceux de l'infarctus intestinal étendu simulent de très près les symptômes de l'invagination). Enfin l'aortite peut encore se compliquer, par trouble vasomoteur réflexe, d'une congestion œdémateuse aiguë des poumons, avec le danger de mort rapide par asphyxie qu'elle comporte.

Artères des membres. — L'artériosclérose des membres, lorsqu'elle aboutit au rétrécissement notable d'une des artères principales ou d'un grand nombre d'artérioles, produit vers l'extrémité du membre (doigts ou orteils, plante du pied, mollet) des fourmillements, ou même des douleurs, des crampes, une sensation de froid, de doigt mort, avec lourdeur et parésie de la région correspondante. A un degré de plus, on observe le syndrome de la claudication intermittente.

Celle-ci est bien connue chez le cheval, comme conséquence du rétrécissement de l'aorte abdominale ou d'une grosse artère d'un membre postérieur. Au repos, ou même à une allure lente, il ne se manifeste rien d'anormal, mais l'afflux sanguin est insuffisant pour permettre à l'animal

______

(1) D'après Tillaux et Riche, l'oblitération (spontanée ou par ligature) de l'aorte à sa bifurcation ne détermine ni gangrène ni paralysie persistante. On observe seulement de l'impotence, avec fourmillements, douleurs, sensation de froid, hypothermie locale, pâleur ou cyanose, sensibilité émoussée, suppression des pulsations. Ces phénomènes durent quelques jours, puis vont en s'améliorant.

de soutenir quelque temps une allure un peu rapide (1) ; bientôt il boîte et traîne sur le sol le membre atteint ; parfois même il tombe, et ne peut se lever avant quelque temps. Le membre est froid, sans battements artériels appréciables.

Les mêmes accidents s'observent chez l'homme, ainsi que l'ont montré François et surtout Charcot, puis Sabourin, plus récemment Goldflam et Erb. Bien que particulièrement fréquents dans le diabète, ils n'ont rien de spécial à cette maladie, et dépendent de l'artérite chronique. On a pu les reproduire expérimentalement par la ligature de l'aorte abdominale.

« Au repos, le sujet n'éprouve rien d'anormal ; la marche est même facile au début ; mais, au bout de quelques minutes à un quart d'heure, une demi-heure, un des membres inférieurs ou les deux (2) deviennent le siège d'une sensation de faiblesse douloureuse. Tantôt c'est un engourdissement très pénible, une sensation de tension, tantôt une impression de froid ou de brûlure, localisés, suivant les cas, aux orteils, à la plante du pied, au cou-de-pied, au mollet, à la cuisse (3). Si, malgré tout, le sujet veut continuer sa marche, la douleur devient vite insupportable, et l'oblige à ralentir le pas, à traîner la jambe, jusqu'au moment où une crampe très douloureuse (4) vient immobiliser le membre. A l'examen, l'extrémité de celui-ci se montre froide, pâle, exsangue, parfois cependant avec quelques marbrures cyaniques, plus rarement quelques taches rouge clair. Elle peut même être un peu enflée. La peau du pied et de la jambe, sèche, flétrie, est sillonnée de ramuscules vasculaires dilatés. La sensibilité est plus ou moins émoussée. Les réflexes tendineux sont normaux, quelquefois exagérés. Enfin les battements artériels, cherchés à la pédieuse et à la tibiale postérieure (sans négliger d'examiner également la poplitée et la crurale), sont presque imperceptibles et parfois ont complètement dis-

(1) D'après Heilmann, le muscle qui travaille reçoit normalement trois fois plus de sang qu'au repos.

(2) La claudication intermittente serait bilatérale dans près des deux tiers des cas, d'après les statistiques de Goldflam et Erb ; dans les cas unilatéraux, elle serait plus fréquente à gauche.

(3) Dans un cas de Brissaud, où les douleurs étaient localisées à la partie antéro-latérale de la cuisse, l'autopsie montra une artériosclérose très prononcée des branches de la fémorale dans le triangle de Scarpa.

(4) Les phénomènes douloureux de l'accès de claudication sont généralement attribués à l'ischémie des muscles et des nerfs. Toutefois certains auteurs allemands tendent à localiser dans les artères elles-mêmes certaines douleurs des artérioscléreux (douleurs de tête, précordiales, intercostales, dorsales, épigastriques, lombaires, s'exagérant par les mouvements). Nothnagel admet même de véritables *coliques vasculaires*.

paru (1), soit sur une seule de ces artères, soit sur les deux (2). » (La recherche de ces battements demande une certaine habitude et des explorations patientes. En l'absence de lésions artérielles, de troubles cardiaques, d'œdème, on doit les trouver ; toutefois on ne perdra pas de vue la possibilité d'anomalies artérielles.)

Après quelques minutes de repos, tout se dissipe, et le sujet peut reprendre sa marche, mais celle-ci ne tarde pas à ramener les mêmes accidents.

Par la suite, l'accès qui, au début, ne se produisait qu'à l'occasion d'une marche rapide ou prolongée, pourra survenir plus tôt, et nécessiter des intervalles de repos de plus en plus longs (3). Les troubles sensitifs pourront même survenir au repos, pendant la nuit. Quelquefois l'accès a un début aigu, par des douleurs presque soudaines.

Inversement, il peut n'être qu'ébauché : tout se borne alors à des fourmillements que calme rapidement le massage, ou à quelques douleurs sans modifications objectives du membre. Parfois enfin il n'y a qu'un certain degré de faiblesse de celui-ci : le sujet marche à petits pas, d'une allure traînante, et se fatigue très rapidement. En somme, suivant les cas, on peut voir prédominer les phénomènes sensitifs, moteurs, ou vaso-moteurs. Quelquefois même on a vu survenir au bout de quelque temps de l'atrophie des muscles.

Si c'est généralement le membre inférieur qui est atteint, les mêmes phénomènes peuvent cependant s'observer sur le membre supérieur, d'un seul ou des deux côtés.

La claudication intermittente a une haute valeur sémiologique, non seulement comme indice révélateur de l'artériosclérose, mais encore comme signe avant-coureur de la gangrène. Celle-ci est cependant loin de survenir fatale-

(1) Malgré l'absence complète du pouls fémoral, on entend quelquefois au stéthoscope un faible souffle, indiquant que l'artère n'est pas oblitérée.

(2) ROGER et GOUGET, *loc. cit.* — Exceptionnellement, on peut voir la claudication intermittente faire défaut malgré l'absence de pulsations artérielles, ou apparaître sans qu'il y ait suppression ni même affaiblissement très marqué de celles-ci. Dans le premier cas, une circulation collatérale assez active a sans doute pu se développer ; dans le second, ou bien ce sont surtout les petits rameaux vasculo-nerveux profonds qui sont atteints, ou bien il s'agit avant tout de troubles vaso-moteurs (ainsi s'expliquent notamment les cas où les pulsations disparaissent à certains moments pour reparaître à d'autres), ou l'on a affaire à la claudication intermittente de la moelle, que nous étudierons plus loin. Enfin le pouls peut être normal sur la pédieuse alors qu'il est très affaibli sur la fémorale.

(3) Chez deux anciens syphilitiques, Curschmann a observé le syndrome inverse : vives douleurs dans les pieds au repos et au début de la marche, avec disparition du pouls ; par continuation de la marche, disparition complète des douleurs et réapparition du pouls. Sans doute il s'agissait de simples troubles vaso-moteurs.

ment (1): il faut, en effet, pour qu'elle se déclare, ou bien que l'artère soit oblitérée sans développement d'une circulation collatérale suffisante (d'où la fréquence particulière de la gangrène dans l'endartérite oblitérante progressive), ou que le froid ou un traumatisme, par exemple, soient venus annihiler la vitalité du territoire ischémié. En général, d'ailleurs, la gangrène ne survient que plusieurs années après le début des accès de claudication. Goldflam l'a vue manquer huit ans après, malgré la suppression des deux pouls du pied.

Cette gangrène, souvent désignée sous l'appellation trop exclusive de *gangrène sénile*, offre d'ordinaire le type du sphacèle sec. Au milieu de douleurs de plus en plus vives (sensation d'élancement, de brûlure, de morsure, d'arrachement, de broiement, etc.), s'exagérant par crises spontanées ou à l'occasion du moindre mouvement, la peau, froide, presque insensible, d'abord pâle, puis parsemée de plaques de cyanose, devient brunâtre, puis noire, en même temps qu'elle se rétracte et se racornit, ainsi que les parties molles sous-jacentes. Puis, au bout d'un temps variable, qui atteint souvent plusieurs mois et peut même dépasser une année si le malade a pu résister, les douleurs s'atténuent, un cercle rouge se dessine à la limite des parties mortifiées ; à ce niveau, un sillon d'élimination se creuse, séparant lentement le mort du vif, et, après détachement des parties gangrenées, la cicatrisation a lieu. Le plus souvent, le sphacèle se localise à un ou plusieurs orteils, ou au pied, mais il peut gagner la jambe et même la cuisse. Plus rarement, il occupe le membre supérieur, le nez, la verge. Enfin il peut récidiver, au bout de plusieurs mois à plusieurs années, soit sur le même membre, soit sur le membre opposé. Il est, d'ailleurs, quelquefois symétrique d'emblée. Mais, trop souvent, avant que la gangrène ait pu se limiter, ou en raison même de sa tendance à la diffusion, l'état général s'altère, le teint devient terreux, une fièvre rémittente ou subcontinue s'établit, et le malade tombe dans un état adynamique qui aboutit au collapsus et au coma.

ARTÈRES VISCÉRALES. — De tous les organes et appareils de l'économie, c'est le *système nerveux* qui souffre le plus rapidement de l'insuffisance d'afflux sanguin (2). Des troubles fonctionnels variés en sont la conséquence.

Du côté du *cerveau*, ce sont la lourdeur de tête, la céphalée et même la migraine (3), l'apathie, la somnolence, la dif-

---

(1) On sait que l'artère iliaque peut être oblitérée sans qu'il y ait gangrène du membre inférieur correspondant. Xambeu en a réuni 15 observations (dont 6 seulement d'oblitération par thrombose).

(2) Diverses expériences ont établi que le cerveau est, de tous les organes, celui dont la circulation est la plus active, et dont la nutrition souffre le plus vite de l'ischémie.

(3) Plusieurs auteurs insistent sur l'intolérance pour le tabac et l'alcool.

ficulté de fixer longtemps son attention ; ou encore des phases passagères d'amnésie, d'aphasie, d'embarras de la parole, d'hémi- ou monoparésie, d'ophtalmoplégie, des paresthésies, etc. Plus rarement, ce sont des phénomènes d'excitation : insomnie, subdelirium nocturne ; ou c'est une émotivité excessive, avec dépression, tendance à l'isolement, aspect de neurasthénie ou de mélancolie. Tous ces phénomènes sont susceptibles de rémissions plus ou moins complètes. Si la sténose vasculaire aboutit à l'oblitération par thrombose, aux symptômes précédents succèdent ceux du ramollissement cérébral : hémiplégie avec ou sans aphasie et troubles intellectuels, etc. ; ou ceux des lacunes de désintégration cérébrale : ictus légers, suivis d'hémiplégie incomplète et passagère, avec démarche spéciale, à petits pas, le corps penché en avant, quelquefois syndrome pseudo-bulbaire (rire et pleurer spasmodiques, syndrome glosso-labié, etc.). Certains malades finissent par aboutir à la démence sénile (celle-ci se développant à la faveur de l'artériosclérose sur un terrain prédisposé).

De l'ischémie *bulbaire* (et peut-être aussi cérébrale, d'après Rabé) dépend, dans certains cas, la respiration de Cheyne-Stokes, qui s'observe soit par accès, soit même à l'état habituel durant de longs mois, surtout pendant le sommeil. Elle peut d'ailleurs se rattacher aussi, au moins pour une part, à l'insuffisance cardiaque ou rénale.

Le vertige est un symptôme fréquent chez les artérioscléreux. Tantôt il s'observe à l'état isolé, surtout à l'occasion d'un brusque passage de la position couchée à la position debout ; tantôt il n'est qu'un des éléments du syndrome « pouls lent permanent avec crises vertigineuses, syncopales, épileptiformes ou apoplectiformes », syndrome dont la sclérose des artères bulbaires a longtemps été considérée comme la cause la plus fréquente (la bradycardie est généralement attribuée aujourd'hui à l'atteinte du faisceau auriculo-ventriculaire de His). Le vertige peut d'ailleurs, dans d'autres cas, être d'origine cérébelleuse ou labyrinthique (avec les caractères du vertige de Ménière), etc. De même, au lieu de bradycardie, on peut observer, quoique plus rarement, de la tachycardie paroxystique, avec ou sans arythmie.

La claudication intermittente de la *moelle*, étudiée par Déjerine, puis Grasset, Sollier, donne lieu à un tableau clinique qui paraît, au premier abord, calqué sur celui de la claudication intermittente par artériosclérose des membres inférieurs. Ce sont les mêmes troubles moteurs et sensitifs, parfois unilatéraux pendant assez longtemps, provoqués par la marche et disparaissant par le repos. Mais les pulsations persistent sur les artères du pied (Déjerine n'admet pas leur persistance dans la claudication par artériosclérose des membres) ; les troubles vaso-moteurs font défaut ; les réflexes rotuliens et achilléens, déjà exagérés au repos (comme chez bon nombre d'artérioscléreux), le sont encore plus pendant l'accès, et la trépidation spinale, ainsi que le phénomène des orteils, apparaissent toujours alors d'une façon très accusée ; enfin les symptômes vésicaux (mictions impérieuses) et génitaux sont constants (1).

Cette claudication, méconnue et non traitée, aboutit à la paraplégie spasmodique chronique. L'artérite qui lui donne naissance est d'ailleurs, presque toujours, d'origine syphilitique.

A côté du syndrome précédent, traduisant la prédominance de l'artériosclérose sur les portions antérieures de la moelle, Grasset admet un second syndrome, dû à la claudication des parties postérieures, et consistant soit en une constriction douloureuse et paroxystique du thorax ou de l'abdomen, simulant l'angine de poitrine ou une crise gastralgique, soit en paresthésies ou anesthésies fugaces. Grasset va même jusqu'à attribuer à une claudication intermittente de la moelle certains symptômes du tabes (dérobement des jambes, douleurs fulgurantes, ictus laryngés, crises viscérales).

On a mis sur le compte de l'artériosclérose des *nerfs* un pseudo-tabes caractérisé par de l'ataxie avec absence du réflexe rotulien et signe de Romberg. Une sensibilité particulière des nerfs permettrait le diagnostic.

A l'artériosclérose se rattachent certains troubles *oculaires* : thrombose de l'artère centrale de la rétine avec cécité brusque, atrophie de la macula avec scotome central, atrophie circonscrite du nerf optique comprimé par la carotide et l'ophtalmique dilatées et indurées. Plus douteux est son rôle dans certains cas d'amblyopie (2), d'hémianopsie, de rétrécissement du champ visuel, d'exophtalmie, de glaucome, de cararacte. L'arc sénile ou gérontoxon (cercle blanc périkératique dû à une infiltration par des éthers cholestériques, comme l'ont montré Marie et Laroche) accompagne souvent l'artériosclérose, sans peut-être en représenter une conséquence.

L'artériosclérose des voies *labyrinthiques* rend compte de certains cas d'hypoacousie, de bourdonnements d'oreille, de vertige de Ménière.

Il faut signaler enfin la fréquence des troubles neurasthéniques chez les artérioscléreux (neurasthénie avec hypertension de M. de Fleury). On a fait de la neurasthénie tantôt la cause,

---

(1) Toutefois l'association de phénomènes vésico-rectaux ou génitaux à la claudication intermittente ne permet pas, à elle seule, d'affirmer l'origine médullaire du syndrome. Dans deux cas où l'on avait observé des troubles rectaux et de l'impuissance (Luxemburg) ou de l'incontinence d'urine (Burr), l'oblitération de l'artère honteuse fournit l'explication de ces troubles surajoutés.

(2) Pourtant Wadenmann a constaté le spasme de l'artère rétinienne chez un artérioscléreux pendant un accès d'amaurose.

tantôt le résultat, de l'artériosclérose. En réalité, l'asthénie nerveuse n'est pas plus que l'artériosclérose une affection bien déterminée ; toutes deux peuvent être produites par des facteurs multiples et communs. (infections, intoxications, surmenage, etc.). De là leur fréquente coexistence. Il est possible cependant que chacune d'elles favorise le développement de l'autre, l'artériosclérose par ischémie nerveuse, la neurasthénie par les fréquentes oscillations de tonicité auxquelles elle soumet les parois artérielles.

Comme le système nerveux, le cœur et le rein sont fréquemment atteints.

Il est classique de rapporter à la claudication intermittente du *cœur* le syndrome dramatique de l'angine de poitrine, avec sa douleur rétrosternale constrictive et angoissante, souvent irradiée dans le membre supérieur gauche, et la sensation de mort imminente qui l'accompagne. Certains auteurs l'attribuent cependant à la névrite du plexus cardiaque (Lancereaux, Peter), à la distension cardiaque (Merklen) ou aortique (Vaquez), ou à l'insuffisance rénale (Gilbert et Garnier) (1). Quoi qu'il en soit, c'est presque exclusivement chez les artérioscléreux (et surtout chez les aortiques) que s'observe l'angine de poitrine de cause organique, et Pal, Rist et Krantz, l'ont vue marcher de pair avec une brusque recrudescence de l'hypertension. Pal attribue de même les accès pseudo-asthmatiques à une brusque élévation de tension dans le ventricule gauche. Ces accès, comme la dyspnée d'effort, et certains cas de bradycardie, de tachycardie avec ou sans arythmie, sont sans doute plutôt sous la dépendance de la sclérose du myocarde lui-même, ou de la sclérose rénale, que de l'altération des artérioles cardiaques.

Le rétrécissement serré du tronc d'une coronaire est quelquefois la seule lésion appréciable, dans certains cas de mort subite, par syncope, en l'absence même de tout accès antérieur d'angine de poitrine. Le même accident peut être, *a fortiori*, la conséquence de l'oblitération d'une coronaire (2) (conséquence prochaine, du simple fait de l'infarctus, avec

---

(1) Il est évidemment assez illogique d'attribuer à la claudication intermittente du cœur un syndrome dans lequel ce muscle continue à fonctionner d'une façon absolument normale, sans aucune modification de la force ni de la régularité de ses battements, assistant ainsi « d'une façon impassible » à la crise douloureuse et angoissante. Toutes les expériences de ligature d'une coronaire ont, au contraire, déterminé des troubles graves du rythme cardiaque et l'arrêt du cœur en quelques minutes.

(2) Cette conséquence n'est pourtant pas absolument fatale. Chez un homme de soixante-huit ans, mort de cancer, Thorel a trouvé les deux coronaires oblitérées, en l'absence de toute manifestation clinique correspondante.

ou sans rupture, ou, conséquence plus ou moins éloignée, par rupture d'un anévrysme du cœur).

L'artériosclérose *rénale* donne lieu à une pollakiurie surtout nocturne, une polyurie moyenne avec diminution de la densité et de la toxicité urinaires, et une albuminurie inconstante, souvent intermittente, et toujours faible. (Je rappelle que l'hypertension et l'hypertrophie cardiaque sont ici particulièrement accentuées, et le bruit de galop d'une fréquence spéciale.)

L'artériosclérose du tube *gastro-intestinal* a une symptomatologie moins bien connue. J'ai déjà signalé les crises pseudo-gastralgiques qui paraissent liées parfois à l'atteinte du tronc cœliaque. Certains cas d'anorexie, de dyspepsie flatulente, dépendent peut-être de l'artériosclérose gastrique. Enfin l'oblitération d'une artériole gastrique ou duodénale paraît pouvoir être, dans certains cas, le point de départ d'un ulcère de l'estomac ou du duodénum. Quant à l'artériosclérose intestinale, Ortner lui attribue certains troubles survenant par accès une heure et demie ou deux heures après un repas abondant ou indigeste, ou à la suite d'un effort ou d'une émotion, parfois pendant la nuit, troubles caractérisés par des coliques, de la pneumatose intestinale, généralisée ou partielle, des renvois, quelquefois même des vomissements. Il existe en même temps une constipation rebelle, quelquefois avec débâcles glaireuses. Cependant on peut observer également une diarrhée (1) persistante ou par crises, et Sgalitzer a vu un cas d'artériosclérose mésentérique évoluer sous l'aspect du choléra nostras (vomissements, diarrhée profuse, oligurie, crampes). Ces troubles, qui se calment généralement au bout de quelques heures (exceptionnellement ils peuvent aboutir au collapsus), précéderaient parfois de plus ou moins loin les symptômes de la thrombose mésentérique, symptômes très analogues à ceux de l'invagination intestinale (2), dont ils se distinguent cependant par l'absence constante de péristaltisme.

La sclérose de l'*artère pulmonaire* se traduit, d'après Giroux, par une cyanose marquée et persistante, et une dyspnée constante et particulièrement intense. Frugoni décrit, comme signe de la claudication intermittente de l'artère pulmonaire, ce qu'il appelle « l'hypercyanose douloureuse adyspnéique ». Elle serait caractérisée par des crises douloureuses occupant la base du cœur et irradiant profondément vers le poumon, avec sensation d'angoisse

---

(1) Lagane a constaté de même une diarrhée très abondante, avec œdème intestinal considérable, à la suite de l'oblitération expérimentale d'un certain nombre de rameaux des mésentériques.

(2) L'infarctus intestinal n'est cependant pas absolument constant, à la suite de la thrombose mésentérique.

et d'oppression, et brusque augmentation de la cyanose, sans autres signes d'insuffisance cardio-pulmonaire. Ce serait le « dolor cœruleus », par opposition au « dolor pallidus » de l'angine de poitrine.

Tous les symptômes que nous venons de passer en revue dépendent du rétrécissement ou de l'oblitération des artères. Mais l'artériosclérose peut entraîner une autre conséquence, facilitée par l'hypertension habituelle ou les troubles vaso-moteurs : la rupture du vaisseau malade. De là des *hémorragies* externes ou internes, d'abondance et de gravité variables. Si l'on songe que d'autres hémorragies peuvent être produites par de simples infarctus, on ne s'étonnera pas de la fréquence de cette complication chez les artérioscléreux.

L'épistaxis, volontiers répétée et parfois abondante, est une des hémorragies les plus communes. On a attribué également à l'artériosclérose certaines hémoptysies, notamment certaines hémoptysies séniles (peut-être s'agissait-il plutôt de tuberculose fibreuse), certains cas de purpura, certaines hémorragies rénales, gastriques (quelquefois mortelles, même sans ulcère rond, par rupture d'anévrysmes miliaires), intestinales, utérines, conjonctivales, rétiniennes (1). Enfin on a signalé la production facile de petites ecchymoses sur le dos des mains à la suite de traumatismes insignifiants.

Mais les plus graves de ces hémorragies sont les hémorragies cérébrales et méningées (2), dont je n'ai pas à rappeler ici les symptômes, et celles qui résultent de la rupture de l'aorte. Cette rupture intéresse ordinairement la portion intrapéricardique de l'aorte ascendante, et donne lieu, par suite (comme la rupture du cœur, précédée ou non d'anévrysme), à une hémorragie dans le péricarde. Suivant que la rupture s'est produite en un ou deux temps, la mort est foudroyante (un tiers des cas) ou, au contraire, ne survient qu'au bout de plusieurs heures, ou même d'un, deux, voire plusieurs jours (jusqu'à dix-sept). Tantôt tout se borne à la syncope ; tantôt celle-ci est précédée d'un accès angineux qui se prolonge et s'accompagne parfois d'une sensation d'étouffement, de nausées, de vomissements. D'autres fois, après une syncope, le malade revient à lui, et l'on observe alors de la cyanose avec arythmie, bruits du cœur très sourds, extension de la matité précordiale ; la mort est le résultat d'une nouvelle syncope. Plus rarement, la rupture se fait dans le médiastin, ou dans la trachée ou la bronche gauche, et amène alors une hémoptysie mortelle.

(1) Certaines hémorragies surrénales sont peut-être également d'origine artérioscléreuse.

(2) Vaquez et Esmein ont montré la fréquence des petites hémorragies méningées, que révèle seulement la ponction lombaire, chez des malades qui ne se plaignent que de céphalée.

Aux symptômes précédents s'ajoutent souvent ceux de diverses scléroses viscérales (notamment sclérose rénale et sclérose cardiaque). Nous avons vu comment s'explique cette coexistence habituelle.

Quant au diabète qui accompagne parfois l'artériosclérose (sous forme de glycosurie intermittente, alimentaire, ou même de diabète confirmé, léger ou grave), il a été considéré tantôt comme la conséquence de l'atteinte du foie ou du pancréas, ou de la suractivité capsulaire, tantôt comme la cause même de l'artériosclérose, à la faveur de l'hyperglycémie. Pour moi, les deux affections peuvent se développer sous des influences communes, et chacune d'elles est de nature à favoriser le développement de l'autre.

V. — FORMES CLINIQUES. — DURÉE. — TERMINAISONS.

L'artériosclérose n'étant pas une maladie déterminée, mais un ensemble de lésions dont les conditions de développement et la distribution sont des plus variables, on ne saurait, avec certains auteurs, comme Huchard, lui assigner une évolution en quelque sorte réglée d'avance, passant par un certain nombre de phases à chacune desquelles correspondrait une symptomatologie déterminée. En réalité, la nature ainsi que les conditions et l'ordre d'apparition des accidents qu'elle peut déterminer varient considérablement d'un cas à l'autre. Tel sujet, malgré des lésions importantes, ne présente aucun trouble bien appréciable, et vit ainsi de longues années, finissant par succomber à une maladie tout à fait indépendante de son artériosclérose ; tel autre souffre d'une série de petits troubles (fatigue physique et psychique rapide, dyspnée d'effort, céphalalgie, insomnie), mais son état reste longtemps stationnaire ; tel autre enfin, avec des lésions restreintes, mais mal placées, est pris de bonne heure, et parfois brusquement, au milieu d'un état de santé en apparence parfait, d'accidents viscéraux graves (1). On peut ainsi distinguer une série de formes cliniques, dont les principales sont : la forme aortique, la forme cardiaque, la forme rénale, la forme cérébrale, la forme « des membres », celle-ci pouvant se borner à la simple induration des artères sans sténose et, par suite, sans troubles appréciables, ou aboutir à l'obli-

(1) L'affirmation de J. Teissier que, « d'une façon générale, l'artériosclérose confirmée évolue en une moyenne de cinq années », me semble bien arbitraire.

tération et à la gangrène. Ces formes peuvent se combiner entre elles ou à d'autres formes moins fréquentes, telle que la forme gastro-intestinale.

Lorsque la mort survient du fait de l'artériosclérose, elle résulte d'accidents divers : mort subite par syncope (avec ou même sans angine de poitrine), pouvant se produire à la suite d'une émotion, d'un effort, d'un repas, ou même pendant le repos de la nuit ; mort très rapide par apoplexie, par asphyxie, par hémorragie interne ; mort plus lente par gangrène d'un membre, par asystolie ou par urémie, ces deux dernières assez souvent combinées. L'asystolie des artérioscléreux a d'ailleurs des caractères un peu spéciaux si on la compare à celle des mitraux : la cyanose y est peu accusée ou même remplacée par une pâleur blafarde ; les œdèmes, l'oligurie sont peu accentués, et l'action de la digitale est moins sûre. Enfin la mort des artérioscléreux peut être le résultat d'une sorte de cachexie progressive sans localisation appréciable, dont la pâleur et l'émaciation constituent les traits principaux (1).

VI. — DIAGNOSTIC ET PRONOSTIC

1. — DIAGNOSTIC

Je ne saurais esquisser ici qu'un très bref aperçu du diagnostic de l'artériosclérose, étant donné qu'il touche à toute la pathologie. Ce diagnostic est loin d'être toujours facile, et cela pour des raisons multiples. D'abord, dans certains cas, l'artériosclérose reste latente, ou tout au moins méconnue, soit parce qu'elle est peu accusée et n'atteint aucun vaisseau important, soit même alors qu'elle est très accentuée et intéresse l'aorte ou les artérioles rénales, par exemple. C'est ainsi que la mort subite par syncope, ou très rapide par apoplexie, par asphyxie aiguë, peut être la première manifestation appréciable. Le diagnostic est à faire, en pareil cas, avec toutes les causes de mort subite, d'apoplexie, d'asphyxie aiguë : je ne puis le développer ici. Je signalerai seulement la confusion quelquefois commise entre la rupture du cœur ou de l'aorte et un empoi-

(1) J'ai observé, chez une vieille femme, un cas de ce genre, où, tout s'étant borné, pendant la vie, à une cachexie graduelle avec diarrhée incoercible, sans autre signe physique qu'une aorte abdominale dure et flexueuse, l'autopsie ne me montra d'autre lésion qu'une sclérose très marquée de l'aorte abdominale et des artères des viscères abdominaux.

sonnement, quand la mort a été précédée de vives douleurs épigastriques accompagnées de nausées et de vomissements.

D'autres fois, lorsque tout se borne à un état de cachexie progressive, sans localisation appréciable, c'est d'un cancer, le plus souvent du cancer de l'estomac, qu'il faudra différencier l'artériosclérose.

Mais, alors même que celle-ci se traduit par des symptômes nettement caractérisés, le diagnostic peut présenter de sérieuses difficultés de divers ordres.

Tout d'abord, il faut bien identifier le symptôme lui-même, le distinguer de certaines manifestations qui lui ressemblent plus ou moins. Ainsi, le syndrome de la claudication intermittente, surtout dans ses formes atténuées, ne devra pas être confondu avec les douleurs rhumatismales, névralgiques, ou d'origine variqueuse ou phlébitique, ni avec les troubles de la marche et les douleurs du tabes, avec la myasthénie pseudo-paralytique, l'acroparesthésie, l'akinesia algera, la tarsalgie des goutteux, etc. De même, l'angine de poitrine, particulièrement dans ses formes atypiques, devra être différenciée de la simple douleur précordiale et même de certaines gastralgies ; les phénomènes douloureux de l'artériosclérose abdominale ne seront pas attribués à la lithiase biliaire ou rénale, à l'appendicite, à l'invagination intestinale. (Certaines erreurs de diagnostic ont conduit à des laparotomies inutiles, quelquefois même fatales.) Le pseudo-asthme sera distingué de l'asthme vrai, dont il n'a généralement ni le sifflement bronchique ni l'expectoration muqueuse terminale ; ici, toutefois, c'est moins par l'étude du symptôme lui-même que par celle des commémoratifs et l'examen complet du malade que l'on évitera l'erreur.

Mais la principale difficulté n'est pas là. Elle vient de ce qu'un grand nombre des symptômes auxquels peut donner lieu l'artériosclérose (claudication intermittente, angine de poitrine, pseudo-asthme, palpitations, tachycardie ou pouls lent, arythmie cardiaque, céphalée, vertiges, bourdonnements d'oreilles, attaques syncopales ou épileptiformes, etc.) peuvent être aussi bien produits par une ischémie purement vaso-motrice (syndrome angiospasmodique de Hirtz). Ainsi la triade symptomatique : céphalalgie, vertiges, diminution de la mémoire, à laquelle · Windscheid attache une valeur particulière pour le diagnostic de l'artériosclérose cérébrale, peut tout aussi bien s'observer dans la simple neurasthénie. Et il ne suffit pas, pour trancher la difficulté, d'explorer les artères directement accessibles et de conclure de leur atteinte ou de leur intégrité à l'origine organique ou purement névropathique des troubles observés. La radiale peut, en effet, paraître épaissie par simple contraction de la tunique moyenne, et, inversement, elle peut être sclérosée en l'absence de tout épaississement appréciable au doigt (1). D'autre part, on la voit se montrer nettement scléreuse sans que les artères profondes et les artérioles viscérales le soient, et, réciproquement, celles-ci peuvent être très atteintes sans que la radiale soit indurée et flexueuse. Enfin nous savons que les troubles vaso-moteurs sont fréquents chez les artérioscléreux, que la neurasthénie accompagne souvent l'artériosclérose, et que l'hystérie elle-même est loin d'être rare chez ces malades, de sorte qu'il ne suffit ni de constater des signes certains d'artériosclérose ,pour pouvoir éliminer l'origine neurasthénique ou hystérique des accidents ni, réciproquement, de relever des stigmates de neurasthénie ou d'hystérie pour conclure à l'origine purement névropathique des symptômes observés. C'est ainsi que certains troubles cardiaques des artérioscléreux ne sont que des troubles réflexes d'origine gastrique.

Le doute est donc assez souvent permis. Pourtant le diagnostic exact est généralement possible, en tenant compte d'un ensemble de données. C'est d'abord l'âge. Chez une personne jeune, on n'aura guère lieu de penser à l'artériosclérose. En revanche, chez un sujet qui va atteindre ou qui a dépassé la cinquantaine, l'apparition de troubles d'apparence neurasthénique, en l'absence de tare héréditaire ou acquise, de cause morale appréciable, devra la faire suspecter. Ce sont ensuite les signes physiques, surtout ceux de l'aortite, ou la suppression du pouls dûment constatée sur les artères du pied en cas de claudication intermittente ; ce sont aussi, pour certaines localisations, les renseignements que peut fournir la radiographie. L'hypertension artérielle est, nous l'avons vu, inconstante ; il n'en est pas moins vrai que, lorsqu'elle existe assez prononcée, et permanente, elle a une réelle valeur pour le diagnostic précoce de l'artériosclérose (2) (surtout en l'absence de diabète). D'autre part, les signes de sclérose rénale s'observent avec une fréquence particulière, dans l'artériosclérose ; il est donc bon de rechercher ces signes, dont la constatation a une valeur spéciale. Inversement, la multiplicité des symp-

(1) D'après Fischer et Schlayer, dans la moitié des cas où l'artère est scléreuse, on ne sent pas d'épaississement au palper, et, dans les deux tiers ou même les trois quarts des cas où elle paraît épaissie, on n'y trouve pas de sclérose.

(2) Sur 53 cas d'hypertension suivis d'autopsie, Lee a trouvé :
Artériosclérose avec lésions rénales : 52 p. 100.
Artériosclérose sans lésions rénales : 17 p. 100.
Lésions rénales sans artériosclérose : 13 p. 100.
Dans les sept cas où il n'y avait ni artériosclérose ni lésion rénale, il s'agissait une fois d'aortite syphilitique, deux fois de thrombose cardiaque, quatre fois de lésions encéphaliques, et jamais l'hypertension n'avait dépassé 20 (au sphygmomanomètre de Riva-Rocci), tandis que, dans les dix cas où la pression s'était maintenue de façon persistante au-dessus de 20, les lésions rénales étaient constantes, et se trouvaient neuf fois associées à l'artériosclérose.

tômes, leur diffusion du côté d'un grand nombre d'organes, devront faire songer plutôt à des troubles d'origine névropathique. Ainsi en est-il, par exemple, pour l'angine de poitrine. On a dit que l'angine névropathique se distingue de l'angine organique par ses conditions d'apparition (elle surviendrait spontanément ou sous l'influence d'une émotion, de la digestion, mais non d'un effort), sa longue durée, l'existence d'une hyperesthésie précordiale. Mais ces signes peuvent se retrouver dans l'angine organique. Ce qui a plus de valeur, c'est l'adjonction au symptôme fondamental : de la constriction rétrosternale angoissante, d'un luxe de symptômes secondaires, tels que des irradiations douloureuses multiples, de la dyspnée avec sensation de strangulation (au lieu de l'apnée), de l'agitation (au lieu de l'immobilisation instinctive du vrai angineux), des gémissements, des cris ; c'est la longue durée de l'accès et sa terminaison par une polyurie abondante, des éructations gazeuses, ou une crise de larmes.

J. Teissier, Benech, Lœper, attribuent à l'aortite sous-diaphragmatique certaines manifestations douloureuses et angoissantes, véritable « angine abdominale » accompagnant l'entérite muco-membraneuse. Celle-ci serait la cause, plus rarement la conséquence, de l'aortite. Mais ni la sensibilité de l'aorte et des iliaques à la pression, ni les changements apparents de calibre et de forme du vaisseau, ni l'hypertension relative au niveau de la pédieuse, ne me paraissent autoriser à affirmer l'aortite. J. Teissier reconnaît lui-même que ces signes peuvent se retrouver dans l' « aortisme », c'est-à-dire dans la simple excitation du plexus cœliaque, comme l'attestent les battements épigastriques douloureux des femmes nerveuses atteintes de troubles gastro-intestinaux, et même certains « anévrysmes fantômes ». Pour moi, l'angine abdominale de l'entérocolite est, en règle générale, purement névropathique.

On n'oubliera pas, cependant, que certains troubles fonctionnels peuvent, par leur fréquente répétition, aboutir à des altérations organiques (n'est-ce pas là, en grande partie, la pathogénie de l'artériosclérose), et l'on fera bien de se méfier des accidents d'apparence névropathique, lorsqu'ils persistent pendant trop longtemps. Cette remarque s'applique notamment à certaines angines tabagiques. Peut-être faut-il interpréter de même certains cas de claudication intermittente, comme celui qu'a observé Oppenheim, et qui aboutit au bout de quinze ans à la gangrène.

En ce qui concerne celle-ci, il n'est pas toujours facile de savoir si elle doit être rapportée à une artérite, à une névrite, ou à une simple vaso-constriction prolongée (maladie de Raynaud). Dans la névrite, les douleurs sont parfois réveillées par la pression sur le trajet des nerfs, la gangrène est généralement nettement symétrique d'emblée, et les battements artériels ne sont pas complètement supprimés. Mais la maladie de Raynaud n'est pas toujours d'emblée symétrique et ne l'est souvent que bien incomplètement ; enfin, quoi qu'elle se caractérise surtout, d'après Raynaud, par son apparition chez des sujets jeunes et en l'absence de toute lésion vasculaire appréciable, il est certain qu'on trouve fréquemment des lésions d'artériosclérose (qu'elles soient primitives ou seulement secondaires) chez les personnes qui en sont atteintes (et ceci s'applique également à l'acroparesthésie). Il n'y a là d'ailleurs rien qui ne s'accorde parfaitement avec ce que nous savons du rôle important joué par les troubles vaso-moteurs dans la production de certaines manifestations symptomatiques de l'artériosclérose. On ne saurait donc établir de démarcation absolue entre la gangrène par artérite et la maladie de Raynaud. Celle-ci ne serait même la plupart du temps, pour Quénu, qu'une gangrène par endartérite avec spasme surajouté. Elle n'en conserve pas moins son individualité clinique, comme type de gangrène précédée de crises plus ou moins répétées de syncope ou d'asphyxie locale, sans suppression complète ni surtout persistante des battements artériels, gangrène souvent très localisée (à un seul doigt ou un seul orteil, ou une seule phalange, ou même à la peau seulement), et comportant toujours un pronostic favorable.

Dans certains cas où des accidents imputables à l'artériosclérose éclatent plus ou moins rapidement après un traumatisme, la question se pose de savoir s'ils doivent être attribués exclusivement à celui-ci, s'il a été la cause des lésions artérielles par l'intermédiaire de troubles vaso-moteurs prolongés, ou s'il n'a agi que comme cause occasionnelle sur un terrain préparé par l'artériosclérose. C'est surtout pour certains accidents cérébraux que se pose cette question, qui a une importance particulière au point de vue médico-légal.

Le diagnostic entre certaines formes d'artériosclérose cérébrale et la paralysie générale est un de ceux qui se présentent journellement. Dans l'artériosclérose cérébrale, l'âge est généralement plus avancé, mais surtout il n'y a pas de dysarthrie, le malade a conservé sa personnalité et a conscience de son état, les idées délirantes sont rares, les réactions pupillaires plus ou moins complètement conservées ; il n'y a pas de lymphocytose rachidienne.

Alors même que l'origine artérioscléreuse de certains accidents n'est pas douteuse, on peut hésiter sur le siège des lésions artérielles. Par exemple, la claudication intermittente peut être l'expression d'une artérite médullaire comme de l'artérite des membres : nous avons vu plus haut comment on peut distinguer ces deux origines. Certaines paraplégies séniles paraissent dues à des lacunes de désintégration cérébrale. Le vertige est, suivant les cas, d'origine mésocéphalique, labyrinthique, aortique, etc. Les accès de pseudo-asthme peuvent être de provenance aortique, cardiaque ou rénale; la respiration de Cheyne-Stokes est imputable à l'atteinte de l'encéphale, du cœur ou du rein. C'est par la recherche soigneuse des symptômes associés et un examen approfondi du sujet qu'on pourra rapporter ces symptômes à leur véritable origine. D'ailleurs les troubles aortiques, cardiaques, rénaux, se combinent fréquemment chez le même malade.

Enfin, alors même que l'on a pu localiser avec certitude l'origine du trouble fonctionnel, la nature exacte de la lésion qui l'a déterminé peut rester sujette à discussion. Par exemple, en cas d'insuffisance aortique s'agit-il d'aortite ou d'endocardite? En cas de dilatation aortique a-t-on affaire à une simple aortite ou à un anévrysme? De même, la claudication intermittente peut être due aussi bien à un anévrysme (comme dans le cas de Charcot) qu'à la simple artériosclérose. L'hémiplégie peut résulter d'une hémorragie cérébrale ou d'un ramollissement. Je ne puis insister sur ces différents diagnostics, qui d'ailleurs sont souvent assez faciles.

Dans certains cas où l'on hésite soit sur l'existence même, soit sur les localisations exactes de l'artériosclérose, la radioscopie et la radiographie peuvent rendre des services, étant donné l'imperméabilité des plaques calcaires aux rayons cathodiques. On pourrait souvent déceler ainsi, d'après Maragliano, la calcification des artères viscérales, et Levy-Dorn dit avoir pu constater celle des coronaires. En tout cas, la radioscopie permet d'apprécier la dilatation cylindroïde de l'aorte, qui donne une ombre régulière en forme de segment de cercle, débordant plus ou moins le sternum des deux côtés. En complétant l'examen par la radioscopie latérale, on arrive généralement à la distinguer de l'anévrysme.

Quant à l'endartérite oblitérante progressive, elle se reconnaît à l'apparition chez des sujets encore jeunes (le plus souvent des Juifs russes) de gangrènes des extrémités à caractère ordinairement symétrique, à marche ascendante, parfois avec arrêts suivis de rechutes locales ou de récidives sur un autre membre. On constate quelquefois aussi une ténuité particulière des parois sur toutes les artères accessibles, ainsi qu'une petitesse étonnante du pouls.

Enfin on ne négligera jamais de rechercher la syphilis dans les antécédents du malade. On n'oubliera pas, en particulier, que la syphilis est la grande cause des aortites chroniques, et l'on cherchera à la dépister par tous les moyens, notamment par la réaction de Wassermann. Inutile d'insister sur l'importance capitale de cette étiologie, au point de vue du traitement.

2. — PRONOSTIC

Le pronostic de l'artériosclérose varie considérablement suivant l'intensité et la localisation des lésions ; il varie aussi suivant la résistance des vaisseaux, la sensibilité des organes à l'ischémie, etc. Rien n'est plus fréquent que de trouver, à l'autopsie, des lésions de sclérose artérielle qui, non seulement n'ont été pour rien dans la mort du malade, mais même paraissent n'avoir jamais donné lieu au moindre trouble, soit qu'elles occupent un gros vaisseau dont elles ne modifient guère le calibre, soit que, bornées à un nombre restreint d'artérioles viscérales (rénales, par exemple), elles n'aient pu exercer de retentissement bien appréciable sur le fonctionnement de l'organe atteint. En revanche, une artériosclérose limitée à quelques vaisseaux cérébraux peut amener rapidement des accidents mortels.

Les troubles encéphaliques, lorsqu'ils sont très marqués et persistants, ou du moins lorsqu'ils se répètent fréquemment, sont ceux qui comportent le pronostic le plus grave, avec les accidents d'origine cardio-aortique. La sclérose rénale permet généralement une survie beaucoup plus longue, mais elle est dangereuse par son insidiosité et la possibilité d'accidents très graves ou même mortels éclatant subitement. D'ailleurs, d'une manière générale, chez les artérioscléreux, il faut s'attendre aux surprises. On conçoit, en outre, que toutes les maladies intercurrentes, et notamment les maladies infectieuses aiguës, comportent un pronostic particulièrement réservé chez des malades dont la dépuration rénale ou l'activité cardiaque sont insuffisantes. Il semble, par contre, que la tuberculose évolue avec une lenteur particulière sur le terrain scléreux, ce qui s'explique, la sclérose étant le mode de guérison naturel des lésions tuberculeuses.

Certains auteurs ont pensé pouvoir demander à l'étude de la pression artérielle divers renseignements pronostiques. Une pression systolique très élevée exposerait à la mort subite par hémorragie cérébrale ou œdème pulmonaire, et cela d'autant plus que la pression diastolique serait elle-même plus élevée ; ou bien le malade serait menacé à brève échéance d'insuffisance cardiaque. Celle-ci s'annoncerait par la diminution de l'hypertension systolique, la tension diastolique restant élevée ou s'élevant encore plus. Par contre, en l'absence d'insuffisance aortique, l'abaissement de la tension diastolique, la tension systolique demeurant élevée, témoignerait d'une diminution de la résistance périphérique, c'est-à-dire d'une amélioration dans l'état des artères. Ce sont là des indications intéressantes, mais dont la valeur exacte demande confirmation.

Il faut bien savoir, en tout cas, que, chez les artério-scléreux, le pouls peut rester assez fort malgré une insuffisance cardiaque très caractérisée.

D'après Lécorché, l'artériosclérose rétinienne devrait faire redouter l'hémorragie ou le ramollissement du cerveau. Particulièrement fréquente chez les artérioscléreux obèses, l'hémorragie cérébrale aurait pour signes avant-coureurs le ralentissement et l'irrégularité du pouls (Kisch).

VII. — TRAITEMENT

Le traitement de l'artériosclérose doit se proposer : 1° de prévenir le développement ou plutôt d'empêcher les progrès des lésions artérielles ; 2° d'amener leur rétrocession ; 3° de combattre certains symptômes et de prévenir certaines complications.

Pour satisfaire à la première de ces indications, il faut, naturellement, s'inspirer des données étiologiques et pathogéniques. De leur connaissance découlent les règles d'hygiène applicables aux artérioscléreux. Chez chaque malade en particulier, il faut s'attacher à dépister la ou les influences principales qui se trouvent en jeu.

La seconde indication, visant la régression des lésions artérielles, reste à peu près à l'état de desideratum : nous ne connaissons, en effet, aucun agent thérapeutique sur lequel nous puissions compter sérieusement pour amener cette régression.

Quant à la troisième indication, elle conduit à l'emploi de toute une série de médications variables suivant le symptôme à combattre ou l'accident à éviter (hémorragie, gangrène, etc.).

En raison de la fréquence et de l'importance particulières de l'hypertension chez les artérioscléreux, qu'on la considère, avec les uns, comme la cause même de l'artériosclérose, ou, avec les autres, comme la conséquence de celle-ci, conséquence capable, en tout cas, d'amener certaines complications (hémorragies, fatigue du cœur, etc.), il n'y a pas lieu de s'étonner si la plupart des médications mises en œuvre chez les artérioscléreux tendent à abaisser la pression artérielle. Pourtant le traitement hypotensif ne convient pas absolument à tous les cas, et peut avoir ses contre-indications. Ici, c'est l'hypertension qui est en cause ; là, c'est l'ischémie. Et puis on ne doit pas perdre de vue que l'hypertension est, dans une certaine mesure, un phénomène compensateur, destiné à surmonter la résistance périphérique ; il ne faut donc combattre que l'hypertension excessive, et surtout ne pas la diminuer au prix d'un affaiblissement du cœur. Enfin, l'hypertension, comme l'ischémie, n'est elle-même qu'un effet, et, tant qu'on n'agit pas sur sa cause, on n'arrive à l'abaisser que passagèrement. En somme, il y a peu d'affections dans lesquelles le traitement ait plus besoin d'être individualisé.

HYGIÈNE ET PROPHYLAXIE DE L'ARTÉRIOSCLÉROSE. — D'une manière générale, l'artérioscléreux devra éviter les excès de toute nature, les exercices violents, les efforts prolongés ou répétés, le surmenage physique ou intellectuel, les émotions vives, les grandes préoccupations morales (1). C'est là évidemment un idéal qu'il n'est jamais tout à fait maître d'atteindre, mais dont il devra chercher à se rapprocher le plus possible. On demande souvent au médecin s'il faut que le malade renonce à ses occupations. Cela dépend de sa profession et des troubles qu'il présente. A-t-il des accidents cardiaques ou aortiques, il ne saurait continuer une profession pénible ; souffre-t-il d'accidents cérébraux, il ne peut exercer des fonctions qui exigent une forte tension d'esprit, exposent à de vives préoccupations, ou comportent de grandes responsabilités. Mais il faut éviter un changement d'existence trop brusque et trop complet, et ne pas laisser désœuvré du jour au lendemain un homme jusque-là surchargé de besogne. La réduction dans la capacité de travail réclame seulement une profession ou une occupation appropriées.

L'exercice est recommandable, surtout chez les arthritiques et leurs descendants, à la condition de ne pas aller jusqu'à la fatigue ou la dyspnée. Quant aux divers modes d'exercice, le meilleur est évidemment la marche en terrain plat, mais l'usage de la bicyclette ou de la rame, l'équitation, l'escrime, la gymnastique (surtout au grand air), peuvent avoir également leur utilité chez les artérioscléreux au début, à condition d'être pratiqués avec beaucoup de modération, et à moins de contre-indication spéciale (angine de poitrine ou insuffisance cardiaque, par exemple). Si un exercice un peu soutenu élève la pression de façon notable et prolongée, on devra se contenter de la gymnastique passive. Quant à la gymnastique respiratoire, ses effets sont mal connus. D'après Hasebröck, Herz et Meyer, des respirations profondes et lentes abaissent la pression artérielle. En somme, le genre de vie devra être réglé sur la modalité de l'affection. Un sujet sédentaire, gros mangeur, fatigué par le travail cérébral, aura besoin de plus d'exercice qu'un cardiorénal.

Il faudra absolument renoncer au tabac, et éviter le séjour dans les locaux où l'on fume, en cas d'angine de poitrine, ou même, en son absence, s'il existe des signes d'aortite

---

(1) C'est pourquoi l'on ne doit pas négliger, chez les artérioscléreux neurasthéniques, le traitement moral. Il faut chercher à les rassurer, et à les occuper sans fatigue.

chronique ou d'emphysème. Dans les autres cas, si l'artériosclérose paraît légère, et que le malade supporte trop difficilement la privation complète de tabac, il devra tout au
moins en restreindre considérablement l'usage, se borner, par
exemple, à quelques cigarettes ou quelques pipes fumées
après les repas, en proscrivant absolument les cigares forts,
et même en fumant du tabac dénicotinisé.

Quant au plomb, dans les cas d'intoxication profession-
nelle, si le malade ne peut changer de métier, il devra prendre
de grandes précautions pour éviter l'intoxication (nettoyage
soigneux des mains après le travail, au besoin usage de
gants, proscription de la cigarette pendant le travail, etc.)

ALIMENTATION. — L'alimentation de l'artérioscléreux
doit être l'objet d'une surveillance toute particulière au
point de vue de sa quantité comme de sa qualité. Il est au
moins aussi mauvais pour lui de prendre en trop grande abondance les aliments et boissons permis que d'user modérément de ceux qui lui sont défendus. D'une manière générale,
l'artérioscléreux doit être sobre ; après un déjeuner moyen-
nement abondant, il fera bien de se contenter d'un dîner
léger, surtout s'il est sujet à l'insomnie. En cas de somnolence
après les repas, mieux vaudra les faire moins copieux et un peu
plus fréquents. Les aliments seront soigneusement mastiqués.

Certains auteurs ont voulu proscrire l'usage de la viande,
sous prétexte qu'elle donne lieu à des putréfactions intestinales mettant en liberté de nombreuses toxines vaso-
constrictives. D'après Lustig, la viande (à la dose de 150 à
200 grammes par jour) et le bouillon amèneraient constamment une élévation de la pression artérielle, plus marquée
chez les artérioscléreux. Il attribue cet effet à l'action des
matières extractives sur les vaso-moteurs, tandis que
Howel incrimine les sels de potassium. Mais Mackenzie a
trouvé une très forte tension chez un végétarien qui ne buvait
que du thé, et Dunin n'a pas observé de modification bien
appréciable de l'hypertension sous l'influence des changements de régime. Le régime azoté élèverait la viscosité du
sang (Burton, Opitz, Tissot), tandis que le régime végétal
l'abaisserait (Determann, Stæhelin); toutefois, d'après
Bence, Breitner, Austrian, ces différences ne sont un peu
sensibles qu'après des régimes rigoureux et prolongés.

D'ailleurs on a reproché au régime végétarien sa richesse en
potasse et en chaux, et l'on a rappelé la fréquence de l'incrustation calcaire chez les herbivores. Rumpf, allant plus loin,
rejette tous les aliments riches en sels de chaux : lait, fromages, œufs, riz, choux, épinards, carottes. Il prescrit par jour :

Viande	250	grammes.
Poisson	100	—
Pommes de terre ou pois	100	—
Pommes	100	—
Pain	100	—

Ce régime (auquel on peut ajouter du beurre et de la crème) contient une quantité de chaux et de magnésie (0,52) trois à quatre fois moindre qu'un régime ordinaire, dix fois moindre que le régime lacté. Lœper et Gouraud tendent également à rejeter le lait et les légumes verts, à cause de leur richesse en chaux, et Chauffard conseille d'associer au régime hypocalcique le régime hypocholestérique, c'est-à-dire les viandes grillées ou rôties et les fruits.

Mais nous avons vu que la calcification, comme le dépôt de cholestérine, n'est qu'un phénomène secondaire sans grande importance. Il n'y a donc pas lieu de s'attacher à prescrire un régime pauvre en chaux et en cholestérine, et notamment d'interdire les œufs, les fromages frais, le riz, les épinards. Quant au lait, ses inconvénients hypothétiques ne sauraient être opposés un seul instant aux avantages incontestables qu'il offre dans bien des cas. Mais, d'autre part, un régime exclusivement végétarien n'est ni nécessaire ni même utile. Metchnikoff, qui tend à attribuer aux substances aromatiques un rôle important dans l'étiologie de l'artériosclérose, fait remarquer que, d'après Baumann, ce sont les régimes exclusivement carnés ou exclusivement végétaux qui donnent le plus de ces substances. C'est donc au régime mixte qu'il faut donner la préférence, et la digestibilité des aliments, leur mode de préparation, ont souvent plus d'importance que leur composition chimique.

Il n'en est pas moins vrai que certains aliments ne conviennent guère à l'artérioscléreux : ce sont les mollusques et crustacés, les poissons ou viandes fumés ou marinés, les salaisons, les conserves, le gibier faisandé, la charcuterie, le foie gras, les sauces grasses, les mets épicés ou acides, les truffes, les choux, les fromages faits, les pâtisseries. De ces aliments, les uns sont indigestes ou donnent lieu à des fermentations gastriques ou intestinales abondantes, les autres paraissent contenir des toxines vaso-constrictives. Est-ce à dire pour cela que tous doivent être rigoureusement bannis du menu de l'artérioscléreux? Non, sans doute, à moins de signes nets d'insuffisance rénale. Mais il ne doivent figurer sur sa table que de loin en loin, et n'être jamais pris qu'en petite quantité. Encore y a-t-il des distinctions à faire, et si, par exemple, les salaisons doivent être proscrites à peu près sans réserve, par contre le bouillon, condamné par certains auteurs en vertu d'idées théoriques, peut être parfois utile par ses propriétés stomachiques. Huchard proscrit, comme générateurs d'acide urique, les aliments riches en nucléine [ris de veau (1), cervelle, foie, haricots, lentilles]. Cette proscription me paraît excessive ; ces aliments devront seulement être consommés en quantité très modérée.

____

(1) Gwyer le recommande, cependant, en raison de l'action hypotensive du thymus.

L'alimentation ne devra pas être très salée, le chlorure de sodium en excès semblant élever la pression artérielle (Ambard et Beaujard). Le vinaigre pourra être remplacé avantageusement par le jus de citron.

Les aliments permis ou recommandés sont représentés par le pain (en quantité modérée : une demi-livre par jour), la viande et le poisson frais (viande rouge ou blanche, suffisamment cuite, chaude ou froide), les œufs, le laitage, les légumes cuits (sans abuser des féculents), les fromages frais, les fruits bien mûrs ou cuits.

Les boissons, pas plus que les aliments, ne devront être trop abondantes, pour ne pas surcharger le système vasculaire. On ne dépassera pas un verre et demi à deux verres par repas, et l'on s'abstiendra de boire dans l'intervalle, sauf par les fortes chaleurs. Quant à la qualité des boissons, l'eau et le lait sont évidemment les meilleures en principe, mais il serait excessif d'interdire l'usage d'un vin léger, non acide, suffisamment étendu d'eau, ou d'une bière légère. Si le malade aime le lait, il pourra en boire aux repas ; sinon, il fera mieux de le réserver pour les périodes où le régime lacté exclusif pourra devenir nécessaire. L'usage d'une petite tasse d'infusion aromatique chaude (café ou thé légers, camomille, anis, tilleul, menthe, mélisse, etc.) à la fin du repas peut être recommandable, mais l'abus du thé et du café, surtout forts, doit être soigneusement évité. Naturellement, tous les vins secs (xérès, madère, porto, etc.), les apéritifs de toute nature, seront rigoureusement proscrits ; quant aux liqueurs et même au champagne, le mieux est de s'en abstenir complètement ; en tout cas, ils ne doivent être pris qu'en petite quantité et seulement à la fin des repas. Ils seront d'ailleurs moins nuisibles chez les sujets qui se livrent à des travaux physiques ou prennent beaucoup d'exercice que chez ceux qui exercent des professions sédentaires, sans dépense d'activité physique.

Tel doit être, dans ses grandes lignes, le régime alimentaire de l'artérioscléreux. Il laisse, comme on le voit, une assez grande latitude dans le choix des aliments. Mais il ne s'agit là que d'indications très générales : en réalité, en matière d'alimentation, comme en matière d'exercice, d'hydrothérapie, etc., tous les malades ne peuvent être traités d'après un seul et unique schéma. L'hygiène, aussi bien que la thérapeutique proprement dite, demande à être individualisée, appropriée à chaque cas particulier. C'est ainsi que le régime et le genre de vie ne devront pas être les mêmes chez l'artérioscléreux obèse et chez l'artérioscléreux amaigri et presque cachectique. Les diabétiques auront besoin d'un régime spécial. L'hygiène physique devra être particulièrement surveillée en cas d'angine de poitrine, et le régime sera plus sévère chez les malades atteints de sclérose rénale. Même, en cas de signes d'insuffisance rénale ou de défaillance cardiaque, et notamment dans certains cas de dyspnée avec insomnie, de céphalée, dans les crises épileptiformes du pouls lent, etc., le régime lacté intégral s'imposera pendant quelque temps.

Le lait est un aliment complet, qui introduit dans l'organisme un minimum de substances toxiques, diminue les fermentations intestinales, et abaisse la pression artérielle quand il est pris par petites quantités à la fois ; il agit, en outre, comme diurétique. Le régime lacté exclusif ne saurait être toutefois qu'un régime d'exception. En effet, pour fournir au malade les 2 500 calories dont a besoin quotidiennement un sujet *mis au repos*, il faudra lui faire prendre près de 4 litres de lait. Mais, chez les malades qui n'aiment pas cet aliment, il est à peu près impossible d'en faire absorber une pareille quantité, de dépasser, par exemple, 2 litres à 2 litres et demi, et, même chez les autres, il est exceptionnel qu'un pareil régime soit supporté longtemps. Il introduit, en effet, dans l'estomac un excès de liquide, d'azote, et surtout de graisse et de chaux, et une quantité tout à fait insuffisante d'hydrates de carbone et de fer. Sans doute, certains artifices peuvent faciliter la tolérance du lait. Tel malade le supportera mieux cru, tel autre bouilli et chaud ; l'un se trouvera mieux d'en prendre un verre toutes les heures, l'autre une dose double à de plus grands intervalles ; il pourra être utile également d'en faire prendre un ou deux verres la nuit. D'autres malades ne toléreront que le lait écrémé ou le képhir (moins nourrissant que le lait ordinaire, ce qui obligera à augmenter la dose), ou encore le lait additionné de sucre, ou d'eau de Vals ou de Vichy, d'un peu de café ou de kirsch, d'essence de menthe ou d'anis.

La constipation que détermine habituellement le régime lacté sera combattue par les laxatifs et les lavements. Dans cet ordre d'idées, il me paraît assez rationnel de joindre au lait la cure de raisin à petite dose, celle-ci agissant comme laxative et diurétique, et ayant l'avantage de varier un peu la monotonie du régime. Contre la diarrhée, signe d'indigestion, on essaiera l'addition d'un peu d'eau de chaux, le bismuth ; quelquefois elle ne cède qu'à l'usage du lait stérilisé, ou à l'emploi des ferments digestifs (lab, pancréatine). Si elle persiste, ou s'il se produit des troubles gastriques (fermentation butyrique, vomissements), il faut absolument cesser l'usage exclusif du lait, qui risquerait d'ailleurs d'exagérer les accidents qu'il est destiné à combattre.

De toute façon, le dégoût ou l'intolérance ne tardant généralement pas à apparaître, en même temps qu'augmente la faiblesse du malade, il faudra bientôt, quelquefois même d'emblée, adjoindre au lait, en diminuant proportionnellement la quantité de celui-ci (réduite, par exemple, à un litre et demi), certains féculents (pomme de terre, riz, tapioca), puis quelques jaunes d'œuf. Ce régime lacté mitigé fera place progressivement à un régime lacto-végétarien ; puis, à un moment donné, si les phénomènes d'insuffisance rénale ont complètement disparu, on pourra reprendre l'usage de la viande à dose modérée, et en n'en donnant, par exemple, qu'au déjeuner.

HABILLEMENT. CLIMATS. — En raison de leur sensibilité habituelle au froid, les artérioscléreux doivent s'habiller chaudement en hiver et éviter particulièrement les demeures et les climats froids et humides. La vie au grand air leur est favorable, à condition de choisir un climat sec, doux, tempéré, sans trop grandes variations de température, et une localité à l'abri des vents. Le séjour sous un climat chaud peut être à recommander en hiver, surtout en cas d'angine de poitrine. Le bord de la mer amène quelquefois des phénomènes d'excitation fâcheux, notamment chez certains aortiques névropathes, et n'est pas non plus bien supporté des emphysémateux. Cependant, à cet égard, les bords de la Méditerranée n'offrent pas les inconvénients de ceux de l'Océan ou de la Manche ; et encore est-il, sur celle-ci, quelques plages abritées dont certains artérioscléreux se trouvent bien. Quant aux altitudes, indépendamment de leur action sur la température extérieure, elles tendent à élever la tension artérielle et la viscosité du sang. L'artérioscléreux devra éviter le séjour à une hauteur supérieure à 7 ou 800 mètres, et choisir une localité offrant assez de terrain plat, la cure de terrain d'Œrtel ne me paraissant pas recommandable (1). En cas d'affaiblissement cardiaque, des altitudes moindres ne sont même pas toujours bien supportées : elles amènent de la dyspnée au moindre mouvement, de l'insomnie.

AGENTS PHYSIQUES. — HYDRO-, THERMO-, HÉLIO-, PHOTO-THÉRAPIE. MASSAGE. — Il y a intérêt, chez l'artérioscléreux, à activer la circulation cutanée et à stimuler la nutrition en agissant sur la peau. A ce titre, l'hydrothérapie fournit au traitement un appoint précieux. Toutefois, le mode d'action des diverses pratiques hydrothérapiques est encore fort discuté. Tous les auteurs admettent que les bains froids élèvent la pression artérielle, et presque tous (Zadek, Paschutin, Lehmann, Grefberg, Kunigama, Muller, Strasburger, Beck et Dohern, Seelig) attribuent la même action aux bains très chauds (au-dessus de 37°,5) ; cependant Winternitz et ses élèves contestent ce dernier point. Quant aux douches, pour Hegglin et Müller, lorsque le jet est fort,

(1) Cette cure, consistant en marches progressives sur des pentes gradnées, marches associées à un régime richement azoté et à la réduction des liquides, est, dans la pensée de son auteur, une cure d'entraînement cardiaque, mais risque d'aboutir plutôt au surmenage.

il élève la pression du seul fait de son action percutante, quelle que soit d'ailleurs la température de l'eau. Au contraire, Woronin, Wyschegorodski, Raeff admettent l'action hypotensive des douches chaudes, ainsi que Liebermeister, pour qui toutefois cette action serait précédée d'une courte phase d'hypertension, lorsque la douche est très chaude. Quant aux bains de sable, de vapeur, d'air chaud, Müller considère toutes ces pratiques diaphorétiques comme élevant la pression artérielle, tandis que d'autres auteurs, avec Cerrina, leur attribuent l'action opposée, et que Paschutin n'a pas vu la pression se modifier chez des chiens maintenus dans des caisses chauffées. Je crois, en somme, que, si l'échauffement progressif des tissus abaisse la pression en relâchant les capillaires, l'action brusque d'une vive chaleur ou du froid, même sur une partie limitée des téguments (bain de pieds ou bain de siège), a pour résultat de l'élever. On évitera donc, chez les artérioscléreux, l'hydrothérapie très chaude (au-dessus de 37°,5) ou froide, surtout d'emblée, les bains de vapeur, et l'on recommandera, au contraire, l'hydrothérapie tiède ou modérément chaude, soit sous forme de grands bains à 34°-36°, qu'on ne prolongera pas au delà de vingt minutes, en mettant au besoin sur la tête une compresse fraîche qu'on renouvellera, soit sous forme de douches de 32° à 25°, en jet très brisé et de courte durée (pas plus de vingt secondes), ou de douches en pluie. Toutefois, chez les angineux, mieux vaudra s'abstenir complètement des douches en jet. Les douches écossaises (vingt secondes à 34°, puis deux à cinq secondes à 20°) conviennent à certains malades. Lorsque ces pratiques ne pourront être mises en œuvre, par exemple chez les aortiques, qui supportent quelquefois difficilement la simple pression de l'eau du bain sur la poitrine, ou chez les angineux, on se contentera de lotions faites sur tout le corps avec une éponge trempée dans de l'eau légèrement tiède (22° à 24°) additionnée d'un peu d'alcoolat de lavande ou d'eau de Cologne, lotions suivies d'un essuyage rapide et d'une friction sèche à la brosse de flanelle ou au gant de crin.

Quant au massage, il active la circulation périphérique, et peut être également utile, à condition d'être pratiqué avec ménagement. Il convient particulièrement aux malades qui ne peuvent prendre suffisamment d'exercice.

Toujours pour abaisser la pression artérielle par vasodilatation périphérique, on a eu recours aux bains de soleil, et surtout aux bains de lumière. Pour ces derniers, on se sert de la lampe à incandescence ou d'une lampe à arc. Le corps, sauf la tête, est enfermé dans une boîte ; on a soin d'élever progressivement la température, et l'on ne dépasse pas 50°, souvent même on s'arrête à 40°. La durée des bains varie de quelques minutes à un quart d'heure au plus ; on les cesse, en tout cas, si le pouls tend à devenir trop rapide. Pendant le bain, on applique des compresses fraîches sur la tête et au besoin aussi sur le cœur, et l'on donne, après le bain, une douche ou une affusion à 20° ; puis le malade garde le repos pendant une heure dans la position étendue. Ces bains produisent la rougeur de la peau et une diaphorèse abondante. Ils ne doivent pas être répétés plus de trois fois par semaine, sinon ils déterminent de la fatigue, de la céphal- algie, des vertiges.

Hasselbach et Jacobœus, employant, d'après la mé- thode de l'Institut Finsen, une lampe à arc de 55 volts et 150 ampères, n'ont pas craint d'aller jusqu'à la dermatite. Après dix applications, à intervalles de cinq jours, ils ont déterminé un état permanent d'hyperémie cutanée. On obtiendrait ainsi un abaissement de pression de 10 p. 100.; mais, sur 44 malades, les auteurs n'ont observé aucun résultat favorable.

Malgré l'action antispasmodique qu'on attribue à ces bains de lumière, je crois qu'il vaut mieux s'en abstenir chez les angineux ainsi que chez les aortiques, dans l'insuffisance cardiaque, chez les cérébraux, et dans la sclérose rénale avancée. Je crois même que toutes les pratiques produisant une diaphorèse très prononcée sont plus nuisibles qu'utiles.

Les bains lumineux ultra-violets, qui abaisseraient la pression, par vaso-dilatation cutané et stimulation des échanges (Bach), ne semblent présenter aucun avantage.

CURES THERMALES. — D'une manière générale, les sta- tions sulfureuses sont contre-indiquées. En revanche, on a beaucoup vanté, surtout en Allemagne, l'action des bains carbo-gazeux, tels qu'on les prend à Royat, Vichy, Châtel- guyon, Saint-Nectaire, Salins-Moutiers, Saint-Alban, Châ- teauneuf, Nauheim, Cudowa, Franzensbad, Ems, Kissingen, Marienbad, Elster, Driburg, Œynhausen, Schwalbach, Saint-Maurice, Spa. Beneke, A. et Th. Schott, Grödel, Burwinkel, Heftler, ont particulièrement insisté sur les effets favorables des bains de Nauheim (cette « Mecque des cardiaques », comme l'appelle ironiquement v. Basch) dans la cure de l'angine de poitrine. On gradue l'action de ces bains chlorurés et carbo-gazeux en les donnant d'abord faibles en acide carbonique, à la température de 34°, et pen- dant cinq à dix minutes seulement, puis de plus en plus riches en acide carbonique, à une température un peu plus basse (31°, Grödel, et même 28°, Schott), et pendant quinze à vingt minutes. Souvent on les additionne d'eau salée pour les rendre plus actifs. On y associe presque toujours le massage et la gymnastique passive, et l'on fait suivre chaque bain d'une heure de repos au lit.

Ces bains agiraient grâce à l'excitation cutanée qu'ils produisent. Ils sont diurétiques. Quant à leur action sur la tension artérielle, elle est très discutée ; tandis que, selon certains auteurs, ils diminuent le travail du cœur en dilatant les vaisseaux périphériques (après une phase passagère de vaso-constriction), suivant beaucoup d'autres, ils auraient, au contraire, pour effet habituel d'élever la pression arté-rielle. Peut-être cette dernière action est-elle surtout celle des eaux très salées comme Salins, Nauheim et Kissingen, ou des bains très chauds. Les bains carbo-gazeux seraient ainsi des régulateurs de la pression, l'élevant ou l'abaissant, suivant le besoin, ou plutôt suivant la façon dont le trai-tement est appliqué (Lauder Brunton). Toujours est-il que bien des auteurs (Laache, Pawinsky, Cl. Albutt, Sansom, Her-ringham, Williams, Burney Yeo, Mackenzie) sont peu parti-sans de ces bains. D'autres, au contraire, y voient un moyen d'entraînement du cœur ; mais, suivant le mot très juste d'Hoffmann, le cœur des artérioscléreux a plutôt besoin d'être ménagé qu'entraîné. En tous cas, les auteurs qui, aujour-d'hui encore, recommandent l'emploi des bains carbo-gazeux (Laussedat, Wybauw, Landouzy, Heitz, Huchard et Mou-geot, de la Harpe, etc.), reconnaissent qu'ils doivent être réservés aux artérioscléroses peu avancées, et que leur action a besoin d'être soigneusement surveillée. Ces bains ne gué-rissent que les angines de poitrine névropathiques (Byrom-Bramwell, Huchard) ; en cas d'angine de poitrine organique, de bradycardie, d'insuffisance cardiaque nette, de sclérose rénale avec forte hypertension, ils peuvent déterminer des accidents graves (Huchard, Potain), et sont absolument contre-indiqués, de même que chez les sujets âgés. Dans l'artériosclérose cérébrale, ils sont au moins inutiles.

Ces bains carbo-gazeux peuvent être pris en dehors des stations thermales. On trouve dans le commerce des prépa-rations toutes faites (en général une association de bicar-bonate de soude et d'un acide ou de bisulfate de potasse), qu'il suffit de verser dans l'eau du bain pour déterminer la production d'acide carbonique. On peut préparer de même des bains oxygénés (en ajoutant par bain 300 grammes de perborate de soude et 30 grammes de borate de manga-nèse). Winternitz, Edgren et Schnütgren, leur attribuent une action hypotensive, mais ils semblent exciter moins vive-ment la peau ; ils ne la rougissent pas comme les bains carbo-gazeux.

Aux artérioscléreux éréthiques, névropathes, hystériques ou neurasthéniques, conviennent plutôt les stations telles que Bagnoles, Néris, Luxeuil, Plombières, Bourbon-Lancy.

Quant aux bains de boue, préconisés par v. Basch, Stein-berg et Lœbel, Schmincke, Winkler ne s'en est pas bien trouvé.

Dans certaines des stations précédentes (Vichy, Châtel-guyon, etc.), on peut associer avec avantage au traitement externe (bains, douches) le traitement interne par l'eau en boisson. Châtelguyon convient ainsi aux hypertendus pléthoriques. Dans d'autres stations, c'est la boisson qui représente la partie essentielle du traitement. Ainsi en est-il pour certaines eaux froides très faiblement minéralisées, celles d'Evian, Thonon, Contrexéville, Martigny, Vittel. Ce sont des eaux de lavage, qui peuvent avoir leur utilité chez certains artérioscléreux en activant la dépuration rénale, mais ne doivent jamais être prescrites à hautes doses, chez les hypertendus, pour ne pas surcharger le système vasculaire. On leur associe quelquefois avec avantage des cures de petit-lait ou de raisin.

Si les cures thermales ont leur utilité chez certains artérioscléreux, elles me paraissent encore plus nettement indiquées chez les sujets prédisposés héréditairement à l'artériosclérose, et notamment chez les descendants de goutteux et d'obèses.

ELECTROTHÉRAPIE. — L'électricité peut s'employer sous divers modes. Moutier et Challamel ont vivement préconisé les courants alternatifs de haute fréquence et de haute tension pour abaisser l'hypertension artérielle. A la suite de séances de cinq à huit minutes dans la cage à auto-conduction, ils auraient vu la pression diminuer de 1 ou 2, puis de 3 à 5 centimètres de mercure, et cet abaissement se maintenir pendant des semaines et des mois, après cinq ou six séances seulement. Moutier aurait même vu des tensions très élevées tomber à la normale après une seule séance, et, après un certain nombre de séances, l'effet obtenu se maintenir pendant des années. Gidon, Doumer, Bonnefoy (avec le lit condensateur), Zimmern et Turchini, Gay, Leloutre, Vassilidès, Libotte, Guilleminot, Burch, ont publié des résultats favorables, et, dans un cas de Le Gendre, l'action de ce traitement sur la cryesthésie fut très nette. On l'a vu également dissiper la céphalée, l'insomnie, rendre la respiration plus libre.

Moutier, Challamel et Dubois ajoutent d'ailleurs que les courants de haute fréquence, s'ils abaissent l'hypertension, élèvent par contre l'hypotension, en d'autres termes agissent comme régulateurs de la pression. C'est sans doute ce qui explique qu'Apostoli et Dignat aient vu l'auto-conduction élever celle-ci. Laquerrière et Delherm, tout en enregistrant une action favorable sur certains troubles fonctionnels, n'ont pu obtenir d'abaissements de la pression comparables à ceux que signale Moutier. Widal, Vaquez, Babinski, Josué, n'ont pas été plus heureux ; Bissérié et Foveau de Courmelles font les mêmes réserves, et les auteurs allemands refusent aux courants de haute fréquence toute action sur l'hypertension. Enfin les expériences de Bergonié, Broca et Ferrié, qui aboutissent à la même conclusion, semblent bien décisives. Est-ce à dire que la méthode soit complètement inutile? Non, sans doute ; elle agit sur certains symptômes, que ce soit en activant les échanges, la diurèse et la thermogenèse, ou par simple effet moral, mais on l'a vantée, à tout le moins, un peu trop hâtivement et trop bruyamment comme le « seul traitement efficace de l'hypertension, et, par suite, le traitement de choix de l'artériosclérose. » En tous cas, on l'emploiera prudemment, et on s'en abstiendra chez les aortiques, les angineux, les néphro-scléreux à éliminations insuffisantes. Chez quatre malades de cette dernière catégorie, Carrière a vu survenir, à la suite d'une seule séance ayant abaissé fortement la tension, des accidents menaçants (oligurie, œdème pulmonaire, asystolie), et même une fois mortels.

L'électricité statique, utile dans certaines formes de neurasthénie, est moins nettement indiquée dans celle des artérioscléreux, étant donné son action hypertensive.

Quant aux courants continus, leur action sédative peut être utilisée contre les douleurs de certains aortiques, et notamment dans l'angine de poitrine. Le pôle négatif est placé sur le sternum, le pôle positif sur le trajet du sympathique cervical, et l'on emploie une intensité de 10 à 15 milliampères pendant dix à quinze minutes.

On peut aussi s'adresser aux bains hydro-électriques. Au bain sinusoïdal complet ou triphasé, qui n'utilise qu'une minime partie du courant; on préfère généralement, en Allemagne, le bain partiel « à quatre cellules », soit quatre récipients à eau chaude où plongent les pieds et les jambes, les mains et les avant-bras ; les deux manuluves sont réunis à l'un des pôles de la source sinusoïdale, les deux pédiluves à l'autre.

Dans les cas de claudication intermittente, Erb recommande le bain de pieds galvanique. Les pieds plongent dans des bassins séparés remplis d'eau salée à 27°-29°; dans chaque bassin plonge également une plaque polaire. On fait passer un courant continu d'intensité modérée (12 à 20 milliampères), d'abord dans un sens, puis dans l'autre, durant trois à six minutes chaque fois. Ou bien les deux pieds plongent dans le même bassin, ainsi que le pôle négatif, le pôle positif étant placé sur la région sacrée ou sur le sciatique dans le creux poplité.

Saignées périodiques. — Les petites saignées périodiques ont été recommandées par Burwinkel et Bram, notamment contre les lourdeurs de tête et les vertiges. On peut cependant faire observer que de pareilles saignées n'abaissent la tension artérielle que d'une façon insignifiante et pendant un temps très court, bien que Steyskal prétende qu'une saignée de 200 centimètres cubes produit une chute de pression qui peut durer jusqu'à huit jours ; en outre, elles risquent d'accentuer l'ischémie d'organes qui reçoivent déjà trop peu de sang. Mais ce sont là des objections théoriques qui ne sauraient tenir devant les faits, si l'action favorable de cette pratique venait à se confirmer. On a vu la saignée agir favorablement même dans certains cas d'angor, et la sédation de certaines céphalées par l'apparition d'une épistaxis semble indiquer que, chez les pléthoriques tout au moins, quelques déplétions sanguines de temps à autre ne pourraient avoir que d'heureux résultats. Boveri conseille, chez ces sujets, une saignée de 100 centimètres cubes toutes les semaines ; Lustig, deux saignées par an. Signalons, dans cet ordre d'idées, l'observation de Charrin, qui aurait vu se développer des signes d'artériosclérose à marche rapide à la suite de la cure radicale de volumineuses hémorroïdes.

TRAITEMENT MÉDICAMENTEUX. — En tête des agents médicamenteux que l'on peut opposer à l'artériosclérose figurent les composés *iodiques*, et notamment les iodures.

Les iodures de potassium et de sodium sont les plus employés. On se sert quelquefois aussi de l'iodure de lithium. Les iodures de calcium et de strontium, parfois mieux tolérés par l'estomac, n'ont pas encore fait leurs preuves, et l'on peut en dire autant de l'iodure de rubidium ; quant à l'iodure de fer, il est sensiblement moins actif.

On admet généralement que les iodures sont avant tout des agents hypotenseurs ; c'est ce qui résulte des recherches de Bogolepow, de G. Sée et Lapicque, et, tout récemment, de Thoma. Toutefois, d'après Sée et Lapicque, avec l'iodure de potassium, la phase d'hypotension serait précédée d'une courte phase d'hypertension, due au potassium. D'après Venulet et Dmitrowsky, l'iodure de potassium entraverait la sécrétion de l'adrénaline.

Cette action hypotensive des iodures a été cependant contestée par Nothnagel et Rossbach, Prévost et Binet, Böhm et Berg, Stockman et Charteris. Solokowski, Henrijean et Corin, Aubert et Dehio, la considèrent comme très inconstante. Huchard et Eloy la croient faible. Henrijean et Corin, Pouchet, ont montré que cette action hypotensive n'est qu'une action secondaire de l'iode et des iodures. Primitivement, ils sont vaso-constricteurs, ainsi que l'admet de Cyon ; mais, comme ce sont en même temps des lymphagogues, leur emploi prolongé favorise la transsudation de la partie aqueuse du sang, ce qui diminue d'autant sa masse. De là une hypotension secondaire, qui pourrait résulter également d'une dilution sanguine ayant pour effet de diminuer la viscosité du sang. Mais cette diminution de viscosité, affirmée par Müller et Inada, Alvens, Rubino, Boveri, Landini et Ceroni, Filippi, est contestée par Determann, Lindmann et Adam. Enfin, pour Hall, l'iode agirait en stimulant les éliminations glandulaires.

Il semble, en tout cas, que l'action des deux iodures, de potassium et de sodium, ne soit pas absolument identique, et que le premier ait une action résolutive que n'a pas le second, ou qu'il n'a pas au même degré. Evidemment aucun médicament et même aucun traitement n'est capable d'amener la rétrocession des lésions artérielles parvenues

au stade scléreux ou sclérocalcaire, bien qu'on ait attribué
à l'iode un pouvoir décalcifiant. Mais, à la phase initiale de
ces lésions, il semble que l'iodure de potassium puisse les
enrayer dans une certaine mesure. On peut d'ailleurs tirer
parti à la fois de cette action résolutive de l'iodure de potassium et de l'action hypotensive plus marquée de l'iodure
de sodium en donnant ces deux sels simultanément ou alter-
nativement. Erlenmeyer considère que l'association de
plusieurs iodures renforce l'action de l'ion iode.

L'iodure de potassium sera donné à petites doses (0 gr., 25
à 0,50 par jour), sauf en cas d'antécédents syphilitiques
(par exemple, dans certaines aortites ou dans certains cas
d'artérite cérébrale : il faudra alors arriver à 3 et 4 grammes,
mais à titre de traitement d'épreuve, pendant quinze jours
à trois semaines. On y joindra le traitement mercuriel). Pour
l'iodure de sodium, on emploiera des doses plus élevées
(1 gramme à 1^{gr},50). Tous deux seront pris en deux ou trois
fois, au milieu des repas, en solution aqueuse étendue (par
exemple, 2 p. 300), ou dans du sirop d'écorces d'oranges
amères ; on pourra les mélanger à de la bière ou à du lait
coupé d'une eau alcaline, en se rappelant que les aliments
et boissons acides amènent des troubles gastriques par mise
en liberté de l'iode. Röhmann et Malachowski, Erlenmeyer,
conseillent même l'association systématique du bicarbonate
de soude aux iodures. Un régime peu salé en facilite également la tolérance.

Dans certains cas où ces sels sont mal supportés, il pourra
être utile d'en fractionner encore davantage les doses, ou d'y
ajouter un peu d'extrait thébaïque ou d'extrait de belladone (la belladone, d'après Aubert, préviendrait le coryza).
L'antisepsie intestinale (notamment avec la levure fraîche)
permettra parfois d'éviter le développement de l'acné (diverses préparations benzo-iodurées visent le même résultat).

Les autres accidents d'intolérance (phénomènes congestifs
vers les muqueuses, céphalalgie, anorexie, diarrhée, etc.)
sont plus difficiles à empêcher, d'autant plus qu'ils peuvent
s'observer même avec de faibles doses. Ehrlich a proposé,
pour les prévenir ou les enrayer, l'acide sulfanilique, qu'il
donne jusqu'à la dose de 6 grammes par jour, associé au
bicarbonate de soude par cachets de 0 gr., 50 chacun. Mais les
heureux effets de ce correctif ne paraissent pas avoir été
confirmés.

En cas d'intolérance gastrique, l'iodure peut être admi-
nistré en solution très étendue par la voie rectale ; toutefois
ce mode d'administration ne se prête guère à un emploi
prolongé. Quant aux injections sous-cutanées, elles sont
douloureuses. Aussi, dans certains cas où les iodures sont
mal supportés ou paraissent inactifs, il peut y avoir avantage
à leur substituer d'autres préparations iodiques.

La teinture d'iode officinale fraîchement préparée pourra

trouver son emploi à la dose de quatre à huit gouttes avant chaque repas, dans un demi-verre d'eau. On a vanté également les inhalations d'iode.

Quant aux autres composés iodiques, les uns sont des composés albuminoïdes, les autres des composés gras. Leur nombre, qui augmente chaque jour, est aujourd'hui considérable. Tandis que l'iodure de potassium contient 76 p. 100 d'iode, ces composés n'en contiennent que 6 à 55 p. 100. Il est vrai qu'on ne saurait établir d'équation entre leur richesse en iode et leur efficacité, celle-ci dépendant de conditions multiples, notamment de leur constitution moléculaire (1). Plusieurs d'entre eux ont l'avantage de se prêter aux frictions ou aux injections sous-cutanées, ce qui permet de ménager le tube digestif, mais certaines injections sont assez douloureuses. De plus, avec tous ces composés organiques, l'élimination de l'iode est bien plus lente qu'avec les iodures. En somme, en dehors des cas d'intolérance avérée, ces derniers me semblent préférables.

Lancereaux et Paulesco ont préconisé l'iodothyrine à doses progressivement croissantes (de 0,50 à 2 et 3 grammes ; on fera même bien de commencer par 0,25, pour tâter la susceptibilité du malade). Après quelque temps d'emploi de cette médication, non seulement on observerait un abaissement de la tension artérielle, mais on constaterait que les artères périphériques ont perdu leur dureté et leurs sinuosités, et ont recouvré leur souplesse. Etant donné l'action bien connue du corps thyroïde sur l'obésité, cette médication pourra se trouver particulièrement indiquée chez les artérioscléreux obèses. Mais, dans tous les cas, le traitement devra être surveillé de près, et suspendu dès l'apparition de phénomènes de thyroïdisme (palpitations, tachycardie, tremblement, faiblesse du pouls et du cœur, lipothymies, excitation nerveuse, etc.).

L'emploi de la médication thyroïdienne est d'ailleurs très rationnel, si l'on considère que la thyroïdectomie peut non seulement augmenter la viscosité du sang (expériences de Fano et Rossi), mais même créer de toutes pièces l'artériosclérose (2). Celle-ci a été observée dans le myxœdème, et serait fréquente et précoce chez les goitreux. D'ailleurs, pour Stockman, l'iode agirait en stimulant le fonctionnement du corps thyroïde. Mais, d'après Pouchet, l'iodothyrine, à la différence

(1) De même, l'action de l'iode n'est pas tout à fait la même que celle des iodures (Voy. thèse de Lortat-Jacob).

(2) Le thymus, l'ovaire, le pancréas, le foie, glandes hypotensives, et plus inoffensives que le corps thyroïde, pourraient peut-être être prescrits avec avantage dans certains cas d'artériosclérose, étant donné l'action favorisante de la castration et de la grossesse et l'action empêchante de l'extrait pancréatique (Ghedini) sur l'artériosclérose expérimentale. L'ovaire serait particulièrement indiqué dans l'artériosclérose de la ménopause.

de l'iode et des iodures, aurait une action d'emblée hypotensive (1), et les préparations albuminoïdes iodées se com-
porteraient de la même manière.

Quel que soit le composé iodique auquel on donne la préférence, il faut, en tout cas, pour pouvoir attendre de cette
médication quelques résultats, qu'elle intervienne à un
stade assez précoce, et qu'elle soit continuée longtemps.
A des lésions chroniques, il faut opposer un traitement de
longue haleine, qui devra être suivi pendant des mois et
même des années, avec des interruptions. On donnera, par
exemple, l'iodure vingt jours par mois, pendant un semestre.
C'est précisément parce qu'il est nécessaire d'en continuer
longtemps l'usage qu'il ne faut pas l'employer à haute dose,
sous peine de voir apparaître des signes d'asthénie cardio-
vasculaire.

Krehl dénonce l'abus de l'iode dans l'artériosclérose ;
les malades en prennent d'eux-mêmes sans surveillance
médicale, et s'exposent ainsi à des accidents de thyroïdisme,
qui peuvent persister après suppression de l'iode. Emmerich
décrit, à la suite de l'emploi prolongé de certaines préparations très riches en iode, une cachexie iodique, consistant en
un amaigrissement très prononcé, avec prostration et somnolence. En revanche, Erlenmeyer parle de la phobie de
l'iodisme, et conseille d'augmenter progressivement les doses
d'iodure, pour arriver à 4 et 5 grammes par jour, ce qui me
semble excessif.

D'ailleurs l'efficacité même de la médication iodique contre
les lésions et les accidents de l'artériosclérose a été très
discutée. Rosenbach, v. Schrötter, Bernheim, l'ont révoquée
en doute. Par contre, Vierordt dit avoir obtenu avec l'iodure
de sodium des effets remarquables, surtout dans l'angine
de poitrine ; Mackenzie a vu des accès de dyspnée être très
rapidement calmés par l'iodure de potassium ; Spitzly a
constaté la diminution de calibre et d'épaisseur de la radiale
et de la temporale sous l'influence de ce sel, en l'absence de
syphilis ; et j'ai signalé plus haut les heureux résultats
enregistrés par Lancereaux et Paulesco avec l'iodothyrine.
L'expérimentation, appelée à trancher la question, a donné,
elle aussi, des résultats contradictoires.

V. Koranyi, ayant soumis 23 lapins à des injections intraveineuses d'adrénaline, fit en même temps à 11 d'entre eux
des injections sous-cutanées d'iodipine. Les 12 lapins injectés

(1) A peu près seul, Forlanini admet l'action hypertensive de
l'extrait thyroïdien. Il est incontestable, en tous cas, qu'il contient
des principes hypertensifs (de même qu'on trouve des principes hy-
potensifs dans la surrénale), et que certains cas d'insuffisance thyroïdienne s'accompagnent d'hypotension, de même que l'hypertension
est fréquente dans le goitre exophtalmique, comme je l'ai montré
un des premiers dans la thèse de mon élève Demargne.

d'adrénaline seulement présentèrent tous des lésions aortiques, le plus souvent très accusées. En revanche, sur les 11 lapins injectés également d'iodipine, 8 n'offrirent aucune lésion aortique, et 2 n'eurent que des altérations légères.

Boveri répéta ces expériences avec des résultats analogues. Par contre, il ne réussit pas, avec la thyroïdine, à prévenir le développement des lésions aortiques. Inversement, Etienne et Parisot réussirent avec l'iodothyrine, tandis qu'ils échouèrent avec l'iodipine. ·

Cummins et Stout ont repris à leur tour les expériences précédentes, en substituant seulement l'iodure de potassium à l'iodipine, et ils ont confirmé les résultats de v. Koranyi et de Boveri. Ils ont constaté, d'autre part, que si le traitement ioduré n'intervient qu'après un certain nombre d'injections d'adrénaline, c'est-à-dire alors que les lésions aortiques sont déjà constituées, il est impuissant à amener la rétrocession de celles-ci ; tout au plus assure-t-il à l'animal une survie plus longue.

Son impuissance dans ces conditions n'a pas lieu de surprendre. La sclérose, l'incrustation calcaire, une fois dûment constituées, ne sont pas de ces lésions qui peuvent disparaître. Mais l'action préventive des iodiques sur le développement de l'artériosclérose suffirait à démontrer leur utilité. Il est évident, en effet, que si l'on ne peut guérir les lésions artérielles à leur stade définitif, il n'y en a pas moins grand intérêt à en empêcher l'extension.

Malheureusement, les expériences ultérieures de Biland, Lœb et Fleischer, Kalamkarov, Klieneberger, Egidi, ont donné des résultats opposés aux précédents. Les lésions artérielles se sont montrées plus accusées chez les lapins qui avaient reçu, en même temps que l'adrénaline, des injections d'iodure, ou d'iodipine. Mais ces auteurs ont presque tous employé des doses relativement considérables d'iodure (jusqu'à 1 et 2 grammes par injection quotidienne), et, dans ces conditions, leurs résultats étaient à prévoir, puisque Hedinger et Lœb, puis Ball, ont montré que l'iodure de potassium, à lui seul, employé à de pareilles doses, semble pouvoir exceptionnellement déterminer des lésions artérielles chez le lapin. Il ne faut pas oublier que cet iodure est doué d'une action primitivement vaso-constrictive.

Il est vrai que Kalamkarov avec l'iodure de sodium, Fischer avec la thyroïdine, auraient obtenu également des résultats positifs. En somme, les expériences précédentes ne comportent, à mon avis, qu'une conclusion, c'est que les iodures ne doivent pas être donnés à doses élevées dans le traitement de l'artériosclérose.

Quant à l'action de l'iodipine, il semblerait résulter de nouvelles expériences de v. Koranyi et Schrank, de Falk, de Morelli, qu'elle est due plutôt à l'huile de sésame qu'à l'iode, car ces auteurs ont obtenu les mêmes effets avec l'huile seule (1).

En résumé, l'emploi des iodiques se justifie plutôt par les résultats de l'observation clinique que par ceux de l'expérimentation. D'ailleurs, si leur utilité dans certains cas paraît bien établie, ils ont aussi leurs contre-indications. Chez les aortiques, ainsi que dans la sclérose rénale, ils peuvent favoriser l'œdème aigu du poumon ; l'œdème de la glotte est également à craindre chez les rénaux. Chez les cachectiques, ils ne peuvent qu'accentuer la dénutrition. Enfin, à la période d'asthénie cardiovasculaire, les iodiques doivent céder la place aux toniques du cœur, et notamment à la digitale.

Pauli admet, en se fondant sur des données théoriques, que le sulfocyanure de potassium ou de sodium doit avoir une action analogue à celle de l'iodure, et même supérieure. Ce serait un décalcifiant. Lœb et Fleischer lui ont trouvé, expérimentalement, un certain pouvoir préventif sur le développement de l'artériosclérose, mais il faudrait des expériences plus nombreuses pour confirmer le fait (2). Pal recommande ce médicament. D'après Wiesel, il est peu actif.

L'action de l'*arsenic* est beaucoup moins bien établie que celle des iodiques. Il serait également hypotensif. Il peut, en tout cas, rendre quelques services, notamment contre les phénomènes anémiques et neurasthéniques. On le fera alterner avec l'iodure, ou mieux on le prescrira en même temps, de façon à laisser reposer l'estomac dans les périodes intercalaires. D'ailleurs il faciliterait, pour certains auteurs, la tolérance de l'iodure. On donnera, par exemple, chaque jour deux cuillerées à soupe de la solution :

Eau	300 grammes.
Iodure de sodium.....................	10 —
Arséniate de soude...................	0^{gr},10

Waugh préconise l'iodure d'arsenic, à la dose de quelques milligrammes, continuée pendant des semaines. On pourra

---

(1) L'action de celle-ci a été attribuée à la choline, dont il sera question plus loin.

(2) Les lapins offrent, en effet, de grandes différences individuelles de réaction à l'adrénaline, et, d'autre part, il faut compter avec l'athérome spontané, De là la nécessité d'expérimenter sur un assez grand nombre d'animaux. Le mode d'alimentation pourrait jouer aussi un rôle : d'après v. Koranyi, les lapins nourris aux carottes résisteraient mieux à l'action de l'adrénaline que ceux qui sont nourris à l'avoine. Saltykow attribue même au régime lacté une action prédisposante, en raison des albumines animales qu'il contient.

également employer le cacodylate de soude, l'arrhénal, l'hectine, à petites doses (1).

Parmi les médicaments hypotenseurs, on peut rapprocher des iodiques les composés *nitrés*, et particulièrement les dérivés de l'acide nitreux. Ils offrent sur les iodiques l'avantage d'être plus rapides dans leur action, mais, en revanche, ils n'ont pas le pouvoir résolutif de l'iodure de potassium, et présentent, de plus, l'inconvénient d'être déglobulisants (par mise en liberté d'acide nitreux) et dépresseurs du système nerveux, ce qui ne permet pas d'en prolonger l'emploi. Aussi sont-ils plutôt les médicaments de certaines crises hypertensives. Tel est le cas, notamment, pour le nitrite d'amyle, qui s'emploie en inhalations (III à VI gouttes, contenues dans une petite ampoule de verre, vu la volatilité de ce corps, sont versées sur un mouchoir, au besoin à plusieurs reprises). Sous son influence, la face rougit, les yeux s'injectent, les oreilles bourdonnent, les battements du cœur augmentent de force et de fréquence, le pouls devient dicrote, les temporales battent énergiquement. Vaquez a observé des chutes de pression pouvant atteindre 7 centimètres; v. Rzentkowski a vu la pression s'abaisser de 39 p. 100. Ces résultats ne s'obtiendraient guère, d'après lui, que chez les hypertendus, et seraient plus durables chez eux. Atkinson, Marschall, B. Opitz et Wolf, admettent que le nitrite d'amyle agit sur la fibre musculaire des vaisseaux.

La trinitrine (nitroglycérine, glonoïne des homéopathes) s'emploie en ingestion ou en injections sous-cutanées. A l'intérieur, on peut employer la formule suivante :

Eau .... 300 grammes.
Solution alcoolique de trinitrine au 1/100ᶜ .... XXX gouttes.

De deux à six cuillerées par jour, dans l'intervalle des repas ; ou encore, une ou deux fois par jour, III à V gouttes de la solution alcoolique au 1/100ᵉ, dans un peu d'eau sucrée. Schlesinger part d'une demi-goutte pour arriver à X. Certains malades supportent même une dose totale de XV ou XX gouttes. On peut continuer pendant quinze jours. On emploie aussi, en Allemagne, des tablettes de trinitrine dosées à un demi-milligramme, dont on donne deux par jour pour commencer. On peut aller progressivement jusqu'à dix : v. Noorden et Th. Schott recommandent de plus fortes doses (jusqu'à 10 et 15 milligrammes du médicament), qui me paraissent excessives et ne sont que bien rarement tolérées. En injections sous-cutanées (celles-ci

(1) Nicolai et Gennerich, Hering, Sieskind, ont reconnu au salvarsan une action hypotensive.

permettant une action plus rapide), on peut employer la formule suivante :

> Eau distillée........................... 10 grammes.
> Solution alcoolique de trinitrine
> au 1/100ᵉ .... XL gouttes.

Un demi-centimètre cube deux à quatre fois par jour.

Vaquez a constaté que la trinitrine fait disparaître le plateau caractéristique du tracé sphygmographique de l'athérome, ce qui semble indiquer que la paroi artérielle a recouvré une certaine élasticité. Mais ce médicament ne semble pas absolument inoffensif pour le rein, et n'est pas toujours bien toléré. Il produit souvent de la céphalée frontale pulsatile, des vertiges, une sensation de chaleur désagréable et de faiblesse, des nausées et même des vomissements ; il faut alors en suspendre l'emploi.

Le nitrite de sodium n'a pas les effets secondaires fâcheux de la trinitrine (Hay), mais il est plus déglobulisant. Pal conteste son action sur la pression artérielle, même après injection sous-cutanée à assez haute dose. Il s'emploie en ingestion, sous forme de solution aqueuse, à la dose de 0ᵍʳ,10 répétée deux à trois fois par jour, pendant dix à quinze jours. Certains sujets atteignent 1 et même 2 grammes dans les vingt-quatre heures, car une certaine accoutumance s'établit assez rapidement, mais ce sont là des doses dangereuses. On a vu des accidents d'intoxication avec 0ᵍʳ,30. Lauder Brunton recommande un mélange de bicarbonate de soude ou de potasse (1ᵍʳ,80), de nitrate de potasse (1ᵍʳ,20) et de nitrite de soude (0ᵍʳ,30), à prendre le matin à jeun dans un demi-litre d'eau (on peut réduire la quantité de celle-ci). Le mélange sera préparé chaque jour au moment du besoin, en raison de l'altération facile du nitrite, qui tend à se transformer en nitrate. Cette médication donnerait de bons résultats dans l'artériosclérose cérébrale.

Le tétranitrate d'érythrol, ou tétranitrol, préconisé par Breadbury, Lauder Brunton et Huchard, se donne aux doses progressivement croissantes de 0ᵍʳ,015 à 0ᵍʳ,07, sous forme de pilules, de comprimés, ou de gouttes d'une solution alcoolique à 1 p. 200. Mieux vaut ne pas dépasser 0ᵍʳ,03, de crainte de céphalée et de vertiges.

Enfin la pharmacopée anglaise emploie également l'hexanitrate de mannitol en solution alcoolique au 1/100ᵉ (V à X gouttes par jour), ou en comprimés de 1 centigramme (deux par jour).

Parmi ces composés nitrés, c'est le nitrite d'amyle qui a l'action la plus certaine (1) et la plus rapide (elle est presque

_____

(1) C'est à l'éther nitreux alcoolisé récemment préparé que Lewin attribue l'action la plus constante et la plus régulière. Il est employé surtout en Angleterre et en Amérique.

instantanée), mais aussi la plus fugace (elle dure à peine quelques minutes). Vient ensuite la trinitrine, qui n'agit qu'au bout de cinq à dix minutes, mais dont l'effet se prolonge deux ou trois heures ; celui du nitrite de sodium peut durer quatre à cinq heures et plus. L'action des deux autres corps, encore plus tardive (quelquefois elle ne se manifeste qu'au bout d'une demi-heure), est également plus prolongée. Ce ne sont là d'ailleurs que des règles générales ; en réalité, l'effet de ces médicaments est assez variable suivant les sujets.

Pour certains auteurs, ils n'agiraient que sur divers accidents (angine de poitrine, vertiges, attaques épilepti-formes, pouls lent), dans l'intervalle desquels leur emploi serait sans utilité. Cette appréciation est sans doute appli-cable surtout au nitrite d'amyle, vu sa fugacité d'action. Pour d'autres (Winkler), les composés nitrés favoriseraient l'œdème pulmonaire ; en tout cas, ils sont contre-indiqués en cas d'asthénie cardiovasculaire ou nerveuse.

Expérimentalement, le nitrite d'amyle s'est montré incapable de prévenir les lésions artérielles de l'adrénaline (Fischer, Braun, Boveri, Richon et Perrin, Watermann, Thévenot, contre Miller, d'Amato et Jonesco). Ces lésions se produiraient également malgré le nitrite de soude (Jonesco) et malgré la trinitrine, mais dans ce dernier cas elles seraient moins étendues que chez les animaux témoins (Klotz).

On emploie beaucoup, en Amérique, le *veratrum viride* (ellébore vert), dont Guyot et G. Sée se sont servis en France. Il serait à la fois hypotenseur (?) et diurétique. La dose est de XX à XXX gouttes d'extrait fluide, données pendant cinq ou six jours de suite. On peut aussi employer les injections sous-cutanées à la dose d'un quart de centi-mètre cube (Pesci). On obtiendrait ainsi des effets plus durables qu'avec les nitrites. Liégeois a préconisé la véra-trine à petites doses, mais cet alcaloïde, qui ralentit le cœur, doit être manié avec circonspection. Il ne serait d'ailleurs pas, d'après Oulmont, le principe actif du veratrum viride, mais celui du veratrum album.

Gaultier a préconisé récemment le gui de chêne (*viscum album*). Il abaisserait la pression par action sur le système vaso-moteur (Gaultier et Chevalier), et cette action se montrerait assez durable, pouvant persister un à deux jours. Il serait en même temps diurétique (Reneau) et antispasmodique (Lesieur). Il est peu toxique, et l'intolé-rance se manifeste d'abord par de la diarrhée. On l'emploie soit sous forme de poudre, à la dose de 1 gramme à 1^{gr},50 dans les vingt-quatre heures, en cachets ou en pilules de 0^{gr},10 ; soit sous forme d'extrait aqueux (0^{gr},20 à 0^{gr},30, en pilules ou en potion). On peut même utiliser celui-ci en injections sous-cutanées, sous forme d'am-poules à 0^{gr},05 par centimètre cube, dont on injecte quatre par jour. Il y a intérêt à fractionner le plus possible la dose journalière, vu l'élimination rapide. Ce traitement est continué pendant huit à quinze jours par mois. Gaultier, Vachez, Bonhomme, Lagrange, Bruno, etc., en ont obtenu de bons résultats, notamment contre la céphalalgie, les vertiges, la dyspnée. En revanche, Ortner lui dénie toute efficacité. Injecté en même temps que l'adrénaline, l'extrait de gui n'empêche pas son action (Gaultier et Chevalier), et ne prévient pas l'athérome expérimental (Thévenot).

On a beaucoup employé en Allemagne , dans ces dernières années, la *vasotonine*, qui serait une combinaison (en réalité, d'après Spiegel, un simple mélange) d'une partie d'yohimbine avec cinq parties d'uréthane. L'yohimbine est un alcaloïde vaso-dilatateur, qui excite les centres génitaux ; de là l'addition d'uréthane, destinée à supprimer cette action aphrodisiaque. La vasotonine s'emploie en ampoules d'un centimètre cube contenant 0 gr., 06 du médicament ; on injecte le contenu d'une de ces ampoules trois fois par semaine, pendant six semaines. On obtiendrait ainsi, d'après Grabi, un abaissement de pression pouvant se maintenir plusieurs semaines ; mais Rosendorff considère cette action comme très inconstante. Cependant Muller et Follner, Senator, Stæhelin, vantent les bons effets de ce médicament, surtout dans l'angine de poitrine (Fellner parle de crises coupées en quelques minutes) ; il calmerait aussi la dyspnée, la céphalalgie, les vertiges, l'insomnie, et stimulerait l'appétit. Mais il a échoué souvent entre les mains d'Ortner, et n'est pas sans inconvénients : quelquefois, au début, il donne des vertiges, des nausées, des palpitations, des picotements, avec scintillements et sueurs froides. Hoffmann a observé plusieurs fois une vive excitation, avec irrégularités cardiaques. Enfin la néphrite constitue une contre-indication (Fellner).

La *thiosinamine*, dont on connaît l'action puissamment vaso-dilatatrice, a été employée avec succès par Rénon (à la dose de 0^{gr},06 à 0^{gr},10) dans deux cas de dyspnée d'origine aortique ; on l'a recommandée également contre la céphalée des artérioscléreux ; mais, dans cinq cas d'Erlenmeyer, elle est restée sans action. La tiodine, qui serait une combinaison de thiosinamine et d'iodure d'éthyle, contenant 46,7 p. 100 d'iode, a été préconisée, soit en pilules de 0^{gr},10, soit en ampoules dosées à 0^{gr},20, celles-ci pour injections. On fait trois de ces injections par semaine, pendant cinq semaines. D'après Patschke, la tiodine influencerait favorablement la céphalalgie, les vertiges, l'état de dépression des artérioscléreux. Mais, même à doses élevées, Erlenmeyer et Zweig n'en ont obtenu aucun effet utile, et, dans un cas, après la dix-huitième injection, il se produisit une hémorragie cérébrale mortelle.

Nous avons vu plus haut le régime alimentaire conseillé par Rumpf pour prévenir la calcification des artères, et les réserves qu'il y a lieu de faire sur cette conception théorique. Mais cet auteur ne s'en tient pas là : il prétend obtenir la décalcification des vaisseaux par l'emploi d'une *limonade lactique*, qu'il formule de la façon suivante :

Carbonate de soude .... 10 grammes.
Acide lactique .... Q. S. pour saturer.

Ajouter acide lactique 10 grammes, sirop de sucre 10 grammes, eau 200. A prendre en plusieurs fois dans la journée, pendant un mois sur deux.

Ferrier recommande de même les laits férmentés, ainsi que le cidre, le citron.

Cette médication est fondée sur la théorie qui veut que le phosphate de chaux soit maintenu en dissolution dans le sérum par la présence d'acide lactique. D'autres auteurs, considérant, avec Joulie, que la solubilité des phosphates de chaux et de magnésie dans le sang est proportionnelle à l'acidité de celui-ci (1), due au phosphate acide de soude, sont ainsi amenés à recommander l'*acide phosphorique* chez les athéromateux, par exemple, à chaque repas, dans un verre de boisson, une cuillerée à café de

Acide phosphorique officinal .... 15 grammes.
Phosphate de soude .... 30 —
Eau .... 250 —

Mais, sans discuter ici l'idée théorique qui a conduit à le prescrire, on peut se demander si l'emploi de l'acide phosphorique est tout à fait exempt d'inconvénients chez des malade hypertendus, et je serais tenté d'en réserver l'emploi (comme celui des glycéro-phosphates) aux neurasthéniques sans hypertension ou avec hypotension. La même réserve s'applique, avec plus de force encore, à l'*acide formique* et aux formiates, vu l'action excitante de l'acide formique sur le système musculaire et sa présence constante (d'après Clément) dans les capsules surrénales. Quant à l'acide lactique, en admettant qu'il puisse avoir d'heureux effets, je les attribuerais plus volontiers à son action antiseptique (dans l'intestin) et diurétique qu'à une décalcification problématique du système artériel. A mon avis, les sels calcaires précipités dans les tissus ne sauraient guère plus se redissoudre et être résorbés qu'un calcul biliaire ou urinaire ne peut l'être, ou que le sang coagulé ne saurait redevenir liquide. Aussi suis-je bien loin de partager la crainte de v. Schrötter, qui se demande si la décalcification ne peut avoir ses dangers, en facilitant la production des anévrysmes.

(1) En réalité, le sang n'est jamais acide ; il est seulement plus ou moins alcalin.

A un autre point de vue, si l'on admet, avec certains auteurs, que l'alcalinité du sang tend plutôt à être diminuée dans la plupart des cas d'artériosclérose (1), il peut être irrationnel de recourir à une médication acide. On a prétendu, il est vrai, que les acides organiques, à faible dose, sont brûlés et transformés en carbonates alcalins. Il n'en est pas moins vrai qu'il est plus simple, si la médication alcaline paraît indiquée, d'avoir recours directement aux *sels alcalins* eux-mêmes. D'ailleurs les partisans de la médication acide par l'acide phosphorique reconnaissent l'utilité de la faire alterner avec des cures alcalines, celles-ci assurant le bon fonctionnement gastro-hépatique. J. Teissier signale l'action hypotensive du bicarbonate de soude, déjà préconisé par Bouchard. Lœper et Gouraud le recommandent comme décalcifiant. On donnera donc, trois fois par jour, à jeun, un verre d'eau de Vals ou de Vichy, par exemple pendant trois semaines tous les deux mois. On peut prescrire aussi le citrate de soude, à la dose de 1^{gr},50 à 4 grammes, le benzoate de soude (0^{gr},30 à 1^{gr},50), les hippurates d'ammonium et de sodium (Oliver). Je rappelle, en passant, la richesse des fruits et des légumes en sels alcalins.

Le *silicate de soude* a été recommandé dans l'artériosclérose au nom d'idées théoriques. L'acide silicique est, dans la nature, le grand agent de décomposition des carbonates ; de plus, le tissu musculaire en contiendrait près de dix fois plus que le tissu fibreux. Quoi qu'il en soit, d'après Decène-Olivier, Bodin et Scheffer, on obtiendrait, chez les artérioscléreux, avec le silicate de soude, à la dose quotidienne de 1 à 3 grammes en solution très étendue, un abaissement à peu près constant et assez persistant de la pression artérielle, ainsi qu'une amélioration rapide des manifestations cérébrales (vertiges, céphalée) ; l'angine de poitrine, la dyspnée d'effort, divers troubles dyspeptiques, seraient également amendés ; Olivier aurait même vu certaines artères perdre leur consistance dure et cordée. C'est avec le silicate de soude que Reneau a obtenu les plus grands abaissements de tension, ce qu'il attribue à son action diurétique et déchlorurante. J'ai fait avec ce sel quelques expériences dont il semble résulter qu'injecté préalablement pendant un certain temps, il peut prévenir le développement de l'athérome expérimental.

(1) Cet appauvrissement du sang en sels alcalins aurait besoin d'être mieux établi, Dennstedt et Rumpf ayant trouvé dans le sang une augmentation non seulement des acides, mais aussi du potassium, et même certains auteurs (Joulie) soutenant que, chez les arthritiques (et les artérioscléreux), le sang est plus souvent hypo-acide qu'on ne le croit.

D'après Gaube, dans l'artériosclérose, il y aurait diminution des sels du sang, notamment des sulfates. Pour L. Weil, non seulement le sang, mais tous les tissus, seraient appauvris en sels.

Trunecek, attribuant l'artériosclérose à un appauvrissement du sang en sels alcalins, ceux-ci maintenant dissous les phosphates calcaires, régularisant (par leur force de tension osmotique) la teneur du sang en eau, et agissant comme ferment oxydant (cette action oxydante des alcalins est d'ailleurs contestée), a préconisé l'emploi d'un *sérum* représentant, d'après lui, une solution des sels alcalins du sang dans les proportions réciproques où ils s'y trouvent normalement, mais à un état de concentration dix fois plus grand. La formule originelle était la suivante : ·

Chlorure de sodium	$4^{gr},92$
Sulfate de soude	$0^{gr},44$
Sulfate de potasse	$0^{gr},40$
Carbonate de soude	$0^{gr},21$
Phosphate de soude	$0^{gr},15$
Eau distillée... Q. S. pour 100 centimètres cubes.	

Plus récemment, Trunecek a adopté une solution moitié moins concentrée. Cette solution, après stérilisation, est employée en injections sous-cutanées, faites très lentement, en commençant par la dose de 2 centimètres cubes ; on répète l'injection au bout de deux jours à une semaine, en augmentant chaque fois la dose d'un demi à 1 centimètre cube, sans dépasser, le plus souvent, 5 centimètres cubes, et en tout cas, 10 centimètres cubes. On peut faire ainsi jusqu'à vingt, vingt-cinq injections, et même plus.

Ces injections, un peu douloureuses, dissiperaient plus ou moins rapidement la céphalée, les vertiges, les sifflements d'oreille, l'insomnie, la perte de la mémoire, les paresthésies (crampes, fourmillements), la dyspnée d'effort, le pseudo-asthme, les palpitations douloureuses, parfois même l'angine de poitrine. Marmisse, P. Teissier et Lévi, Bonnier, Merklen, Girard et Vires, et, à l'étranger, Surigin, Zanoni et Lattes, Gordon, Cosma, Chandler ont confirmé, dans leur ensemble, ces heureux résultats. Lévi a même employé le sérum de Trunecek en lavement, puis en ingestion, sous forme de poudre (hémolithol), avec un certain succès, et Crofton aurait guéri (?) ainsi une artériosclérose rétinienne.

D'après Tscheboksaroff, le sérum de Trunecek empêcherait l'athérome expérimental, mais, entre les mains de Teissier et Thévenot, de Consolazio, il s'est montré dénué d'action.

Pour P. Teissier et Lévi, de Silvestri, Barbet, J. Teissier, il abaisserait l'hypertension artérielle. Est-ce ainsi qu'il faut expliquer son action, plutôt que par l'alcalinisation du sang cherchée par Trunecek? Pour moi, je crois plutôt, avec Merklen, à une action tonique, stimulante, analogue à celle de l'acide phosphorique ou encore du liquide orchitique que Brown-Séquard préconisait déjà contre l'asthénie des artérioscléreux, et cette asthénie me paraît être sa principale indication. Au surplus, bien des auteurs lui dénient toute efficacité, et la faveur qu'il a rencontrée à ses débuts s'est singulièrement refroidie depuis quelque temps.

Sous le nom de *lacto-sérum*, Blondel a recommandé le lait privé de son beurre et de sa caséine par coagulation, et stérilisé par filtration sous pression. Il contient le lactose, les sels, et les ferments du lait. Conservé à l'abri de l'air dans des ampoules, il est injecté sous la peau à la dose de 10 centimètres cubes. D'après Huchard et Robin, chez les hypertendus, il abaisserait la pression de 2 centimètres en moyenne au bout d'une demi-heure à une heure. Après huit jours d'injections quotidiennes, il suffirait d'une injection hebdomadaire, puis d'injections plus espacées, pour maintenir le résultat acquis. Ce traitement, qui agirait en stimulant la leucocytose, serait surtout efficace contre la dyspnée, la céphalée et l'insomnie. Mais les injections sont plus ou moins douloureuses, et déterminent parfois une légère réaction fébrile et une albuminurie passagère.

La *spermine* de Pœhl, préconisée par Mowsow, préviendrait l'athérome expérimental, d'après Schrank, mais elle n'a rien donné à Bennecke ni à Wiesel. D'après Desgrez et Chevalier, la *choline*, injectée en même temps que l'adrénaline, neutraliserait son action hypertensive, et même, d'après Lohmann, Mansfeld et Kabdebo, elle empêcherait l'athérome ; mais Teissier et Thévenot n'en ont rien obtenu. Abderhalden et Muller ont cependant confirmé son action hypotensive, tandis que pour Modrakowski la choline pure serait légèrement hypertensive ; l'action hypotensive appartiendrait à la neurine, produit de décomposition de la choline. Enfin Lemoine aurait réussi également à prévenir l'athérome expérimental par l'injection d'une émulsion de phosphatides d'origine cérébrale.

En somme, dans le traitement de fond de l'artériosclérose, le rôle capital revient à l'hygiène et au régime, puis aux moyens physiques ; les médicaments n'ont qu'une importance relativement secondaire.

Traitement symptomatique. — A côté dés médications précédentes, applicables à l'artériosclérose en général, se placent d'autres médications visant plus spécialement tel ou tel des accidents auxquels elle peut donner lieu (accidents cardiaques, rénaux, cérébraux, etc.), ou même tendant à prévenir certaines complications.

Il est évident, par exemple, que les aortiques, les malades atteints d'angine de poitrine, d'accidents cérébraux, ou même les simples emphysémateux, devant éviter avec soin les efforts, il faut, chez eux, combattre avec persévérance toute tendance à la constipation. On emploiera dans ce but les moyens usuels (*laxatifs*, notamment à base de podophyllin ou de séné, lavements, etc.). Un des meilleurs moyens consiste à faire prendre tous les matins une demi à une cuillerée à café de sel naturel de Carlsbad, qu'on a fait dissoudre la veille au soir dans un verre d'eau chaude. Le calomel, à petites doses, peut aussi rendre des services. Il en est de même du massage abdominal, qui favorise à la fois le fonctionnement de l'intestin et la diurèse. En cas de flatulence chez les angineux, Lander Brunton recommande un mélange de trinitrine, de sirop d'éther, d'eau chloroformée, et d'eau de menthe.

Le grand accès d'angine de poitrine trouve sa médication héroïque dans l'*injection d'atropo-morphine* (1) (un demi à un centigramme de chlorhydrate de morphine et un demi-milligramme de sulfate neutre d'atropine). Malgré l'opinion de certains auteurs, il ne faut pas hésiter à l'employer dans les crises intenses, prolongées, ou répétées, et cela même s'il existe quelques signes de sclérose rénale. Lorsque la mort subite survient, c'est malgré l'injection et non à cause d'elle. Quand l'accès est moins intense, on peut essayer d'abord des boissons chaudes, stimulantes, et des inhalations de nitrite d'amyle. On pourra même renouveler celles-ci à plusieurs reprises, en cas d'accès répétés, et y joindre les injections d'éther, d'huile camphrée. On ne devra cependant pas abuser du nitrite d'amyle, sous peine de voir succéder à la sensation de bien-être qu'il détermine de la somnolence ou du subdélire. Les inhalations de tribromure d'allyle, recommandées par de Fleury (de Bordeaux), sont peu usitées. Quant aux inhalations de chloroforme, je suis d'accord avec Huchard pour les proscrire.

Les mêmes agents (nitrite d'amyle, éther, huile camphrée, caféine) seront employés en cas de lipothymie, ainsi que les compresses très chaudes sur la région précordiale, les manu- et pédiluves très chauds.

Quant au traitement préventif des accès, il ne diffère pas de celui de l'artériosclérose en général. On devra seulement insister tout particulièrement, chez les angineux, sur la nécessité de supprimer radicalement l'usage du tabac et de l'alcool, et d'éviter les repas copieux, les boissons et mets excitants, ainsi que tout effort (professions fatigantes, sports de toute nature, ascensions, marche rapide ou contre le vent), toute constriction des vêtements, toute émotion, et même toute impression vive et brusque (hydrothérapie froide ou très chaude). Pour cette dernière raison, je ne suis pas partisan des pointes de feu sur la région préaortique, recommandées par certains auteurs. Chez les angineux, je préfère les autres modes de *révulsion* précordiale (tein-

---

(1) L'opium et la morphine sont des vaso-dilatateurs. On a attribué, sans preuves suffisantes, la même action à la belladone et à l'aconit.

ture d'iode ou coton iodé, petit vésicatoire morphiné, ce dernier en l'absence d'insuffisance rénale).

Quand existent des signes d'éréthisme cardio-vasculaire, comme de fortes palpitations avec ou sans dyspnée, des battements artériels rapides et exagérés en l'absence même de toute insuffisance aortique (ces cas ne sont pas rares dans l'aortite), on supprimera, bien entendu, toute boisson excitante (café, thé), et l'on aura recours aux *sédatifs* du système nerveux (préparations de valériane, de bromure, de belladone) ; si le malade n'est pas un angineux, on y joindra la réfrigération précordiale (stypage, pulvérisations d'éther, compresses fraîches, vessie de glace) et, au besoin, l'emploi de la ceinture cardiaque. Bien que Huchard considère la digitale à petite dose comme un sédatif du cœur, je préfère ne pas l'employer en pareil cas.

En présence, au contraire, de signes d'asthénie cardio-vasculaire, on recommandera le repos au lit, le régime lacté, les laxatifs, les diurétiques ; on suspendra la médication iodurée ou nitrée, et l'on aura recours aux toniques du cœur. Parmi ceux-ci, le premier rang revient toujours à la *digitale*, bien qu'ici son action soit infiniment moins sûre et moins brillante que dans l'asystolie des mitraux, par exemple. C'est qu'en effet le myocarde lui-même est plus ou moins atteint de lésions indélébiles, et qu'à l'insuffisance cardiaque se joint à peu près toujours un certain degré d'insuffisance rénale. Celle-ci ne doit cependant pas faire renoncer à l'emploi d'un médicament aussi précieux. Seulement certains auteurs, en raison de son action cumulative, conseillent de le prescrire à faibles doses. Romberg donne $0^{gr},15$ à $0^{gr},20$ de poudre de feuilles, en infusion ou en macération, pendant huit à dix jours, ou même $0^{gr},10$ seulement de poudre même, pendant plus longtemps encore. On a même recommandé la dose de $0^{gr},05$ continuée pendant des mois et des années. Il ne se produirait pas d'accoutumance. Au contraire, v. Schrötter recommande de procéder par fortes doses pendant peu de temps ($1^{gr},50$ pendant deux ou trois jours); v. Leube donne $0^{gr},50$ pendant quatre ou cinq jours. Je préfère, pour ma part, la pratique suivante : $0^{gr},60$ pendant un jour, puis des doses décroissantes de $0^{gr},40$ et $0^{gr},20$, de façon à avoir terminé au bout de cinq jours. Aux préparations de digitale, d'activité variable, mieux vaut d'ailleurs substituer la digitaline cristallisée, d'activité constante ; on la donne à a dose de L gouttes de solution au millième (1), c'est-à-dire d'un milligramme, soit en un seul jour, soit plutôt en plusieurs jours, pour ne recommencer qu'au bout d'une semaine, s'il y a lieu.

____

(1) La solution est la suivante : digitaline cristallisée, 1 ; glycérine pure, 333 ; eau distillée, 147 ; alcool à 95°, quantité suffisante pour un litre. On dissout la digitaline dans 450 centimètres cubes

En cas d'intolérance gastrique, il peut y avoir intérêt à s'adresser soit à la voie rectale, soit, lorsqu'il faut agir vite, à la voie sous-cutanée ou intra-veineuse. La digitoxine de Schmiedeberg, à la dose de $1^{mgr},5$ à 2 milligrammes, se prête aux injections hypodermiques, mais on lui reproche de n'être pas un produit constant et bien défini. On peut avoir recours dans le même but à la solution huileuse de digitaline cristallisée (G. Rosenthal), dosée à un quart ou un demi-milligramme par centimètre cube, ou mieux encore à l'intrait de digitale de Perrot et Goris. Pour l'injection intraveineuse, on a préconisé soit le digalène (digitoxine soluble de Cloetta, dont 1 centimètre cube correspond a 2 milligrammes de digitoxine amorphe et à $0^{gr},10$ de poudre de feuilles, et qui aurait le double avantage d'agir très rapidement et de ne pas s'accumuler dans l'organisme), soit la digitalone (mélange de plusieurs glycosides de la digitale).

Je ne saurais insister ici sur les règles d'administration de la digitale, sur l'utilité qu'il peut y avoir parfois à faire précéder son emploi d'un purgatif, d'une évacuation mécanique des hydropisies, d'une saignée locale (par exemple, ventouses scarifiées préhépatiques) ou même générale, celle-ci en cas de cyanose très prononcée. De toute façon son action doit être surveillée de près. C'est surtout dans certains cas de cardiosclérose qu'on la voit provoquer la diurèse sans ralentir le cœur ni amender la dyspnée (action dite dissociée) ; parfois, même, elle ne fait qu'exagérer ou amener la tachycardie et l'arythmie. Ce sont des faits qu'il faut bien connaître, pour ne pas les interpréter dans le sens d'une action insuffisante et en conclure à la nécessité d'augmenter les doses. Le rythme couplé du cœur contre-indique également l'emploi de la digitale. Bien entendu, en l'absence de signes nets d'asthénie cardio-vasculaire, elle ne peut qu'être nuisible, vu son action vaso-constrictive, et favoriser certains accidents, tels que l'angine de poitrine, peut-être même l'hémorragie cérébrale (Traube). En revanche, s'il y a hyposystolie, la constatation d'une pression artérielle élevée n'est pas une contre-indication suffisante ; on verrait même quelquefois, en pareille circonstance, la digitale abaisser la pression.

Quand la digitale est mal tolérée, ou pour en prolonger l'action, on peut s'adresser au *strophantus*. Ce médicament, vaso-dilatateur d'après Haas, d'action variable suivant la dose d'après Werschinin et Kasztan, sans action sur les vaisseaux pour d'autres, en tout cas tonique du cœur et diuré-

d'alcool, on ajoute l'eau et la glycérine, et l'on complète avec l'alcool. Cette solution se conserve indéfiniment. On peut employer aussi une solution au $1/10\,000^{e}$ dans l'alcool à 90°, à la dose de deux cuillerées à café.

tique, réussit surtout dans les cas d'arythmie avec palpitations et angoisse précordiale. On donnera X à XX gouttes par jour de teinture alcoolique au dixième en deux ou trois fois, ou 4 milligrammes d'extrait de strophantus en granules. Cette médication doit être prolongée assez longtemps (dix à douze jours). A. Fränkel, puis van den Velden, Starck, Lust, Hoffmann, etc., recommandent vivement, quand il faut agir très vite, la strophantine en injection intraveineuse (0,5 à 1 centimètre cube de solution de strophantine amorphe ou cristallisée à 1 p. 1000. Ne pas renouveler l'injection avant quarante-huit heures, ou, en tout cas, ne pas la répéter plus de quelques jours de suite). En injection souscutanée, elle est irritante. Son action est rapide, et quelquefois remarquable, d'après Vaquez et Leconte, mais assez inconstante ; en outre, elle ne paraît pas absolument inoffensive pour les reins, et sans parler de divers accidents d'intolérance (céphalée, vomissements, vertiges, etc.), on a observé plusieurs cas de mort subite à la suite de son usage. En somme, c'est une médication d'exception, que l'on n'est autorisé à essayer que là où les autres médications ont échoué, ou en cas d'extrême urgence, et en l'absence de manifestations d'insuffisance rénale.

La *spartéine* est un tonique du cœur sans action bien appréciable sur les vaisseaux, sans pouvoir diurétique ; v. Schrötter la considère comme généralement dépourvue d'action. Je n'en ai jamais obtenu grands résultats. Elle aurait seulement l'avantage de s'éliminer facilement et de ne pas s'accumuler. On évitera, en tout cas, d'ajouter le sulfate de spartéine à une solution iodurée : il se formerait de l'iodure de spartéine insoluble.

La *caféine* et la *théobromine* sont des stimulants du cœur et des diurétiques ; la seconde agit moins sur le cœur que la première, mais plus sur la diurèse. Cependant elle aurait une action hypotonisante, et, d'après Loria, elle diminuerait la viscosité du sang. Elle empêcherait même dans une certaine mesure l'action de l'adrénaline sur les vaisseaux (Egidi). La diurèse cesse d'ailleurs généralement avec l'emploi de ces substances, qui devra donc être prolongé assez longtemps. Elles ont besoin, pourtant, d'être surveillées d'assez près, car elles peuvent donner de la céphalée, de l'agitation, du délire. En outre, la théobromine n'est pas toujours bien supportée par l'estomac (on lui adjoindra alors une dose moitié moindre de phosphate neutre de soude). Les doses quotidiennes seront de 0^{gr},50 pour la caféine, associée au benzoate de soude dans un julep gommeux ; de 1^{gr},50 à 2 grammes pour la théobromine (celle-ci pourra être remplacée avantageusement par la santhéose, produit plus pur (Huchard).

La théobromine et ses dérivés (agurine, théocine, etc.) sont les meilleurs diurétiques, très supérieurs à la scille, au lactose, aux sels de potasse. Ils rendent de grands services dans le traitement préventif de l'asthme cardiaque et de l'angor. V. Noorden, Hall, Ortner, vantent beaucoup l'eusthénine, combinaison de théobromine et d'iodure de sodium, qu'on donne en cachets de 0^{gr},50 (jusqu'à concurrence de cinq) ou en solution. L'iodure de caféine (eupnine) donne également des succès, notamment contre la dyspnée. Il en serait de même du dyspnon, mélange de théobromine et de quebracho.

D'autre part, il est souvent utile d'associer la caféine ou la théobromine à la digitale, soit en les donnant en même temps (d'après Braun, la caféine empêcherait la vaso-constriction digitalique), soit plutôt en donnant la caféine ou la théobromine après la digitale, pour maintenir la diurèse.

Quant au *calomel*, il a pu rendre des services comme diurétique dans certains cas d'insuffisance cardiaque avec anasarque, mais me paraît contre-indiqué chez les artérioscléreux, dont les reins sont trop souvent en état d'insuffisance. Cependant certains auteurs américains attribuent aux mercuriaux une grande valeur dans le traitement de l'artériosclérose.

Les accidents d'insuffisance rénale, en particulier les accidents dyspnéiques, et notamment le pseudo-asthme, sont justiciables du même traitement, à peu de chose près, que ceux qui résultent de l'insuffisance cardiaque. Ici encore, le régime lacté intégral, les laxatifs, les diurétiques, sont de rigueur, et la théobromine pourra rendre des services. Mais, en l'absence de signes de défaillance cardiaque, les toniques du cœur, et particulièrement la digitale, seront contre-indiqués.

Contre la dyspnée paroxystique, pseudo-asthmatique, on emploiera les inhalations d'*iodure d'amyle*. Si elles échouent et que la dyspnée fasse des progrès menaçants, on n'hésitera pas à pratiquer une *saignée* générale de 300 centimètres cubes. Dans certains cas de dyspnée angoissante, la morphine ou la codéine, l'héroïne, à petites doses, pourront seules soulager le malade. Il peut même se trouver indiqué, dans le pseudo-asthme cardio-rénal, d'associer la morphine et la digitale.

La congestion œdémateuse aiguë du poumon des aortiques et des rénaux trouve dans la saignée sa médication héroïque. On y joindra les injections d'huile camphrée et, bien entendu, on suspendra la médication iodurée.

Quant à la céphalée de la sclérose rénale, si elle indique le régime lacté (intégral ou mitigé) et la dérivation intestinale, elle pourra, dans certains cas, se trouver rapidement amendée par une saignée locale (sangsues derrière les oreilles ou ventouses scarifiées à la nuque), ou par la ponction lombaire. On sait les relations de pression qui existent entre le sang et le liquide céphalo-rachidien.

D'autres accidents, tels que l'insomnie, les vertiges, sont justiciables d'un traitement qui varie suivant la cause à laquelle on peut les rapporter. Cette remarque s'applique d'ailleurs à une série de symptômes, dont la pathogénie diffère d'un malade à l'autre. Telle est, par exemple, la dyspnée, qui, chez un artérioscléreux, peut être d'origine pulmonaire, cardiaque, rénale, ou purement nerveuse, et ne saurait être traitée de manière identique dans ces diverses éventualités. De même, l'insomnie, lorsqu'elle est sous la dépendance de la dyspnée résultant de l'insuffisance cardiaque ou rénale, sera tributaire du régime lacté, des toniques du cœur, des diurétiques, beaucoup plutôt que des hypnotiques, tandis que l'insomnie des aortiques éréthiques ou neurasthéniques sera justiciable de ces derniers médicaments (chloral ou mieux chloralose, paraldéhyde, uréthane, sulfonal, trional, dormiol, véronal, etc., donnés tous les deux ou trois jours), et des calmants du système nerveux (valériane, ou bromure à dose faible ou moyenne, les hautes doses étant trop déprimantes chez les neurasthéniques). Parfois l'insomnie est d'origine digestive, et, en mangeant et buvant peu le soir, au besoin en prenant un lavement évacuant avant le coucher, le malade retrouve le sommeil. Enfin l'hydrothérapie (bain, douche, lotion) avant le coucher, l'absence de lecture et de travail intellectuel le soir, la respiration d'un air plus frais, le réchauffement des pieds, etc., sont autant de petits moyens qui peuvent quelquefois suffire à eux seuls. Le vertige, lorsqu'il paraît dépendre de la simple anémie cérébrale, est amélioré par l'iodure additionné d'une faible dose d'opium, ou par la trinitrine (1), tandis que, lorsqu'il est d'ordre purement névropathique, il devient, lui aussi, justiciable des modérateurs du système nerveux ; enfin, contre les accès vertigineux et épileptiformes qui accompagnent le ralentissement permanent du pouls, on pourra employer le nitrite d'amyle ou la trinitrine, les injections d'éther, ou l'atropine qui a donné de bons résultats à Chauffard, Robert-Simon, Schmidt. De même encore les palpitations peuvent relever, suivant les cas, des toniques du cœur ou des calmants du système nerveux, parfois même d'un traitement gastrique (alimentation spéciale et alcalins).

Aux accès de douleurs abdominales, on opposera les boissons et applications chaudes et les grands lavements chauds, au besoin additionnés d'une substance calmante. La morphine pourra se trouver nécessaire. A titre préventif, on recommandera une alimentation peu copieuse, et l'association de l'iodure et de la théobromine.

---

(1) Romberg conseille, chez ces malades, de petits repas fréquents, et une quantité de boisson assez élevée (deux litres à deux litres et demi).

Erb a tracé les règles du traitement de la claudication intermittente par artérite des membres inférieurs. On évitera soigneusement l'hydrothérapie froide ou très chaude, les bains de pieds sinapisés, les frictions irritantes, le massage très énergique, les mouvements forcés, les chaussures étroites, les bas élastiques étroits, les liens serrés. Pour prévenir dans la mesure du possible le froid aux pieds et aux jambes, on recommandera les bas de laine, les frictions douces à l'eau tiède, une bonne couverture dans le lit. On emploiera le bain de pieds carbo-gazeux ou surtout galvanique suivant les règles indiquées plus haut, les douches écossaises locales, et surtout les douches d'air chaud à 35°-50°, qui sont aussi le meilleur traitement du syndrome de Raynaud. Elles conviennent également au début de la gangrène, étant, bien entendu, appliquées au dessus du tissu mortifié. Enfin on ordonnera le repos prolongé, surtout dans la position étendue, et l'on proscrira toute marche allant jusqu'à la production de douleur. C'est seulement quand une amélioration bien nette aura été constatée que l'on commencera les essais d'entraînement, avec précaution, « montre en main ». Erb cite un de ses malades qui, ne pouvant d'abord marcher plus de quelques minutes sans être pris de claudication, arriva progressivement à marcher pendant plus de quatre heures. On évitera aussi soigneusement toute blessure du pied, amorce d'infection et de gangrène.

Lorsque celle-ci a commencé à se produire, on devra maintenir le membre au repos et au chaud, dans une bonne position, à l'aide d'une légère gouttière ouatée. On enveloppera le segment ischémié de compresses humides et chaudes, trempées soit dans du permanganate au 4000e, soit dans de l'eau oxygénée neutralisée et étendue, ou encore dans de l'alcool légèrement formolé. L'essentiel est de n'employer que des solutions très faibles (on sait combien les solutions phéniquées fortes favorisent la gangrène des extrémités), et d'éviter toute compression. L'huile mentholée, camphrée, ou additionnée de salicylate de méthyle, pourra peut-être atténuer quelquefois les phénomènes douloureux.

Si la gangrène tend à prendre le caractère humide, on fera des pansements secs avec la poudre de peroxyde de zinc, ou avec la poudre de quinquina, seule ou additionnée de charbon, de benjoin, de salicylate de bismuth. Mais surtout, pour stériliser et assécher, carboniser en un mot, les tissus sphacélés, on emploiera les douches d'air surchauffé (à 150° ou 200°, voire même 600° ou 800°), en y joignant au besoin de larges incisions pour combattre la rétraction des chairs brûlées. Ce traitement a souvent pour effet de calmer rapidement la douleur, en même temps qu'il supprime l'odeur.

Quand le sphacèle tend à se localiser et que l'état général se maintient suffisamment, il n'y a pas lieu d'intervenir ;

on attend qu'un sillon profond ait séparé le mort du vif et que les parties gangrenées ne soient plus rattachées au reste du membre que par l'os, pour compléter cette sorte d'amputation spontanée. Si, au contraire, la gangrène prend malgré tout une marche ascendante, et que l'état général s'altère, il est indiqué d'intervenir chirurgicalement.

Je ne fais que signaler certaines interventions telles que l'élongation ou la section des nerfs du pied ou de la jambe, la ligature de la veine poplitée (Oppel), interventions destinées seulement à supprimer la douleur, dans les formes localisées.

On a proposé récemment (San Martin y Satrustegui) d'aboucher l'artère, immédiatement au-dessus de son oblitération, avec la veine satellite (anastomose artérioveineuse), mais cette méthode est fort peu rationnelle *a priori* (1). La résection du segment artériel thrombosé a échoué entre les mains de Stewart. Quant à la transplantation veineuse de Carrel, elle n'est pas encore entrée dans le domaine pratique. En somme, contre la gangrène envahissante, l'amputation reste la seule ressource.

Pour déterminer à quelle hauteur elle doit porter, il est désirable de savoir jusqu'où remonte l'oblitération vasculaire. La recherche du pouls sur les diverses artères du membre donne à cet égard des renseignements précieux, mais qui ne sont cependant pas toujours suffisants. Moszkowicz a proposé le procédé suivant : on applique une bande élastique fortement serrée sur la racine du membre tenu élevé. On la laisse cinq minutes, puis on l'enlève rapidement. A l'état normal, la circulation artérielle se rétablit presque instantanément : en deux secondes, la pâleur de la peau fait place à une teinte rose jusqu'à la pointe des orteils. En cas d'oblitération artérielle, l'hyperémie s'arrête à la hauteur de celle-ci, puis progresse lentement vers l'extrémité, mais la démarcation n'en reste pas moins nette. L'expérimentation (injections colorées, après ligature d'une artère) viendrait à l'appui de cette méthode. Bien que Fuchs et v. Eiselsberg lui attribuent une certaine valeur, elle demande plus ample confirmation.

Wieting propose de laisser pendant un quart d'heure la jambe découverte, puis de la recouvrir pendant un quart

(1) Il est reconnu que la présence des valvules empêche l'injection des veines par voie rétrograde, et d'ailleurs, même si elles finissent par se laisser forcer, comme l'ont vu Carrel et Guthrie, les nombreuses anastomoses des veines entre elles rendent cette injection inefficace. Le sang ne passe pas par les capillaires. Aussi les rares résultats obtenus, sur plus d'une trentaine d'essais (disparition des douleurs, retour de la chaleur, limitation de la mortification), semblent n'avo r été que temporaires.

d'heure, et de constater jusqu'où elle s'est réchauffée. Mais le procédé est impraticable, en raison des douleurs qu'il détermine. Bardenheuer recommande la radiographie.

Si d'ailleurs, pendant l'opération, on trouvait le bout central de l'artère oblitéré, on pourrait essayer, avec Severeanu, Guinard et Martin, Legueu, de le désobstruer en y introduisant une mince sonde en gomme. Mais l'efficacité de ce cathétérisme des artères est bien problématique, surtout chez les artérioscléreux.

Signalons, pour terminer, le *danger de la chloroformisation* chez les aortiques, les angineux, les cardioscléreux, les artérioscléreux bulbaires. Il faut n'y recourir qu'en cas de nécessité absolue, donner le chloroforme pour ainsi dire goutte à goutte, et ne commencer l'opération que lorsque l'anesthésie est complète. Il semble d'ailleurs qu'il y ait avantage à substituer l'éther au chloroforme, sauf en cas de tendance à l'œdème pulmonaire.

TABLE DES MATIÈRES

INTRODUCTION 5

  I. — ANATOMIE PATHOLOGIQUE......................... 7

      Répartition des lésions 7
      Aspect à l'œil nu 8
      Caractères histologiques....................... 10
      Filiation des lésions 11
      Rapports de l'athérome et de l'artériosclérose........ 12
      Conséquences des lésions artérielles............... 12

  II. — ÉTIOLOGIE.. 16
  III. — PATHOGÉNIE 25
  IV. — SYMPTÔMES 34

      Signes physiques 35
      Troubles fonctionnels 41

  V. — FORMES CLINIQUES. DURÉE. TERMINAISONS........... 52
  VI. — DIAGNOSTIC ET PRONOSTIC 53

      1. — Diagnostic................................ 53
      2. — Pronostic................................ 59

  VII. — TRAITEMENT 60

      Hygiène et prophylaxie de l'artériosclérose 61
      Alimentation 62
      Habillement. Climats 66

      Agents physiques. Hydro,- thermo,- hélio,- photo-
        thérapie. Massage............................. 66

      Cures thermales................................ 68
      Electrothérapie 70
      Saignées périodiques........................... 71

      Traitement médicamenteux 72
      Traitement symptomatique 85

15038-12 — Imprimerie CRÉTÉ, Corbeil.